黄天骄——著

螽斯振振

生育视域下的
古代医学

中国科学技术出版社
·北京·

图书在版编目（CIP）数据

螽斯振振：生育视域下的古代医学 / 黄天骄著 . —北京：中国科学技术出版社，2023.3

ISBN 978-7-5046-9828-5

Ⅰ.①螽… Ⅱ.①黄… Ⅲ.①女性—中医学—医学史—研究 Ⅳ.① R-092

中国版本图书馆 CIP 数据核字 (2022) 第 202090 号

策划编辑	于　雷　王　微
责任编辑	于　雷
文字编辑	靳　羽
装帧设计	佳木水轩
责任印制	徐　飞

出　　版	中国科学技术出版社
发　　行	中国科学技术出版社有限公司发行部
地　　址	北京市海淀区中关村南大街 16 号
邮　　编	100081
发行电话	010-62173865
传　　真	010-62179148
网　　址	http://www.cspbooks.com.cn

开　　本	880mm×1230mm　1/32
字　　数	191 千字
印　　张	9.75
版　　次	2023 年 3 月第 1 版
印　　次	2023 年 3 月第 1 次印刷
印　　刷	运河（唐山）印务有限公司
书　　号	ISBN 978-7-5046-9828-5/R・2962
定　　价	58.00 元

"女科"或"妇科",一向是中国医学的重要组成部分,其对于妊娠和生育有大量的论述,但这些论述所展现的大抵是男性的视角。该著没有像以往一般妇科医学史的论著,聚焦于妇科医学的技术和成绩,而是希望引入性别史的理念和方法,通过多方面的史料钩沉,来尽可能呈现古代医学对于女性身体的认识,并尽可能发掘女性的声音。

—— 南开大学　余新忠

该书以医学史的研究视野,从房中求子、妊娠之验、安胎养胎、分娩技术、稳婆群体、哺乳行为及乳母的历史境遇等方面,还原和重构了生育行为中所蕴涵的女性身体认识与中国古代医学发展的关系。全书视角新颖,内容丰富,史料翔实,语言生动,不仅钩沉了大量隐藏在史料中且不为学界所重视的女性生育、女性身体认知等知识,而且全面展现了中国古代优生优育与妇幼保健的诸多层面,成为认识、观察和了解中国古代妇科学、产科学、儿科学等的一面窗口,具有十分重要的学术意义和较高的借鉴价值。

——中国科学院自然科学史研究所研究员
博士研究生导师　韩　毅

生育事件的特殊性,在于它既是医学问题,也是伦理问题。
这本书收集了从"求子方术"开始,到诊断怀孕、如何辅助分娩、如何坐月子等孕产妇的大量中国史料,细致入微地展示了历史上女性的生育过程的艰辛。它既是一部关于生育的医学史,也是一部女性身体痛苦的承受史。身体即政治,性别即历史,懂得越多,才越能理解女性。

——作家、资深媒体人　侯虹斌

内容提要

　　古代一直视生育为女性的重要职责。本书从房中求子、妊娠之验、安胎、分娩技术、稳婆群体、哺乳行为及乳母的历史境遇等几个方面，探讨了生育行为中蕴涵的女性身体认识与古代医学发展的关系。

　　首先，通过梳理房中文献，探究文本流传与身体的性别差异，并从择女、时机、技巧等方面呈现求子之道，并探讨了近世医学中无子成因、种子时日、胎儿性别、"五不女""暗经"等重要问题。

　　其次，以脉诊为主梳理古人诊断妊娠的多种方式和特点。许多医案确实记录了妊娠误诊的存在，这些医案发生的时代正是脉诊理论成熟、妇人脉法已产生的明清时期。综合分析这些史料，或可探讨在当时医学认识下的妊娠本质与女性的实际处境，亦描述了养胎一事从个别实践经验到系统理论的转化过程，以及养胎习俗背后反映的身体观与生命观。

　　再次，关注分娩前的社会风俗、医疗照护及传统助产技术的特点。宋代产科发展迅速，《十产论》记录了稳婆的接生技术，她们是医学理论创新的实际参与者。同时，一些精通产科的女医也发挥着作用，如掌内府药院事的汪夫人，子孙世承其业。

而后，探讨传统社会的哺乳之道。哺乳一事，包括断脐、拭口、酿乳等都是相当务实的医学实践，且与女性密切相关。哺乳方式经医家反复推敲，不仅左右着婴儿的成长，也关系女性的健康与受孕间隔。服务于宫廷、富豪人家与育婴堂的乳母，以她们的乳汁与温婉的母性关怀谋求生计。育婴堂的史料真实反映了当时中国的物质条件，牵动着社会发展，有助于我们反省传统中国如何认识女性、对待女性，以及中国人的医疗救济、身体观念。

最后，附有女性身体史研究进展，以及两篇关于明清女性的"另类"身体史文章。

前　言

　　20 世纪 80 年代以来，"身体史"概念日趋常态化，随着西方汉学热潮、中国社会史的振兴以及新史学的蓬勃发展，许多"身体史"研究成果涌现出来，其中不乏对女性身体的关注。西格蒙德·弗洛伊德说"自我首先是一个身体的自我"，一个人的身体首先是他的外表，是知觉得以产生的地方，痛苦在这个过程中起着作用，"我们在病痛期间借以获得的关于器官的新知识的方式，或许就是获得自己身体观念的原型"[1]。更进一步，如梅洛·庞蒂所说，身体主要涉及感知和现象学，它既是感知的工具也是认识的工具，身体通过感觉经验来确定它与世界的关系。单纯感受到的经验需要借助文本的描述方可为人所知晓、习得与验证。

　　身体是一个自我探索的场所。生命从根本意义上始于妊娠，追寻生育的历史也是在追寻生命的历史，追寻我们的过去。也许我们难以想象，古代房中书虽然将用于"采补"和"生育"的房中之术做了区分，但对于女性的性快感仍是十分留意的，因而对身体的描述总是详于女而略于男，保留了珍贵的女性性生理和性心理的史料。

　　古代的医生们始终强调生育是自然、神圣、美好的，他们认为产妇并没有生病，只是在经历生命历程中的一个特殊阶段。他们提出恰当的交合时机，建立养胎模式，在分娩时主张瓜熟蒂落，"睡，忍痛，慢临盆"，他们也撰写通俗的医书帮助产家知晓胎产事宜。女性在交合时真正成为妻子，在分娩、哺乳后真正成为母亲。于是，女性照护自己的身体就是构建自己的身份，是个体价值与幸福的体现，生育的恐惧在身份转变下消解了。庄严、忍耐、慈爱，分别代表了医家对女性养胎、分娩与哺乳等不同阶段的要求，强调了女性需要重新配置自己的身体，以适应构建女性特质的身份。

　　如果说女性作为"她者"，始终处在历史的边缘，那么"她者"中的"她者"之声似乎更加微弱。例如，"不孕不育"这种现代疾病在古代始终没有彻底的"医学化"，无子的情况很大一部分归咎于道德因素。明代医家万全提出"五不女"，描述了五种由先天性生理缺陷造成的不孕，但他同时也将这些女性称为"无花之器"，提示男性在娶妾求嗣时避开她们。现代医学的辅助生育技术与此形成鲜明对照，反映了医疗水平与社会观念的双重差异。因丧失生育能力而丧失婚姻权利的古代女性与辅助生殖带来的一系列问题，都说明了生育事件的特殊性，它既是医学问题，也是伦理问题。

　　我们也会看到，古代医学对身体的描述总是充满神性。在生物属性上，解剖学的特殊部位常常是开放的，在沟通身体与世界的焦点处，我们实现呼吸功能、消化功能、排泄功能与性功能。世界渗透到我们的身体中，我们也渗入到世界。传统医学对自然界的认识与身体的认识往往不可分割。在分经养胎的理论下，处于妊娠期的女性身体成为胎儿与外界的沟通媒介，母亲的性情好恶也通过乳汁影响并传递给婴儿。

今天的我们如何获知古代女性的历史呢？恰如中国古代的缠足陋习早已退出历史舞台，销声匿迹，但通过作为身体物质载体的绣花鞋、裹脚布等实物资料依然能够间接地研究身体。而在本书中，那些记录分娩器物的文字与图画，也能在身体缺失的情况下成为连接古今的桥梁。只要人类还在繁衍，生育事件持续发生，过去与现在就不是对立的，而是在视域的融合中不断贴近，使历史距离在某种程度上消失。与记忆史强调"过去的在场"相似，本书不仅试图追溯已经消逝的历史，也希冀能让过去存活于当下，并对未来产生影响。

---

[1] [奥] 弗洛伊德. 弗洛伊德谈自我意识. 天津：天津社会科学出版社，2014 年，6–7 页。

目　录

求子方术的身体密码　/ 1

　　文本与性别　/ 4

　　求子之道：择女、时机、技巧　/ 11

　　近世的反思　/ 23

妊娠：确定或是犹疑　/ 49

　　妊娠如何被知晓　/ 52

　　经脉：从远古到近代　/ 67

　　母体之神性　/ 82

产房：在太平间的天花板上　/ 97

　　古代分娩习俗　/ 99

　　稳婆的医疗技艺　/ 118

负面形象探析　／130

哺育：母职身份的确认　／147

拭口、断脐与哺乳　／151

历史中的乳母　／166

附论："另类"的女性身体史　／193

红铅方的流传与消亡　／195

由《明史·列女传》"割股疗亲"想到的　／211

女性身体史研究何以成为可能　／244

参考文献　／279

后记　／297

求子方术的身体密码

富有生育能力的女子，古人谓之"宜子"。《汉书》卷八十五《谷永传》载："（陛下）使列妾得人人更进，犹尚未足也，急复益纳宜子妇人，毋择好丑，毋避尝字，毋论年齿。"[1] 皇室为求子嗣，所选之女容貌美丑、是否成婚、年龄大小均可不顾，而只要求"宜子"。建平王妃皆丽而无子，褚澄认为未过笄年（十五岁）的女孩天癸始至便接近男子，不易受孕，且有子早夭，又说妇人之中"有所产皆女者，有所产皆男者"，劝说建平王"访求多男妇人，谋置官府"，是为"有男之道也"[2]，可见求子的更高要求是求男。《妇人规》谓"薄福之妇，安望熊罴"[3]，认为是否生男与女性福泽相关。倘若求男太甚，一旦生女，则女婴会有性命之危。《明宪宗实录》就记载，在浙江温台处，百姓产女后，担忧婚嫁之费太甚往往选择将女婴溺死，"残忍不仁，伤生坏俗"[4]。后又言，不唯此三地，宁、绍、金华并江西、福建南直隶等处亦然。对于这种现象，医者颇有劝诫之语。明代求子专书《广嗣纪要》列十种利益，有一条即是"使女长大，不计身钱，量给衣资，听其适人"[5]，虽保护了女婴的安全，但最终目的还是积德求子。天资聪颖的孩子，又称麒麟儿，如明代医家张景岳作《宜麟策》即以此为名，从宜子到宜麟，实质是优生优育的需求[6]。

求子的重点在于怀胎，房中书与妇产科文献记载了协助女性怀胎生子的各种办法，包括上述求受孕、求男（或求女）、优生优育三个层次。无论在哪个层次，历来的关注焦点莫不是胎儿，女性身体不过是求子的工具和媒介。现代研究中，李贞德将视角转移到女性，探讨汉唐时期的健康照顾与性别。她认为求子之道从公元前3世纪的先秦时代，到公元7世纪的隋唐之际颇有转变，反映了医生对于女性身体的认识，并且涉及妇科医学的发展[7]。本章探讨房中求子，不免对于古人对身体的诸多认识和求子之法做出评价，目的不在于褒贬是非，而是经由文本，回顾承受生育职责的女性身体是被如何记录、分析和实践的。

文本与性别

中国的房中术源远流长。马王堆汉墓出土的《胎产书》已提出一些求子方法。主要有三个方面：其一，必须择日而交（"三日中从之，有子"）；其二，男女双方服药（"夫妻共以为酒"）；其三，注意埋胞方法（少子之人通过埋胞祈求多子）。《汉书·艺文志·方技略》房中类著录房中书八种[8]，分别是《容成阴道》二十六卷、《务成子阴道》三十六卷、《尧舜阴道》二十三卷、《汤盘庚阴道》二十卷、《天老杂子阴道》二十五卷、《天一阴道》二十四卷、《黄帝三王养阳方》二十卷、《三家内房有子方》十七卷。其中，前六种均以"阴道"命名。阴，指男女生殖器，后专指女性生殖器；道，谓教义，法则。阴道，即性生活的法则。《十问》称之为"接阴之道"[9]，讲述性交技巧。这八种房中书现均散佚不传，但从书名可略知其大致内容。《史记·扁鹊仓公列传》也记载淳于意从同郡公乘阳庆所授"接阴阳禁书"，但内容不详。后两种为《黄帝三王养阳方》与《三家内房有子方》，从书名来看，古老的房中术自然包含了养阳与求子。《汉书·艺文志》在著录八种房中书后，附加注释。

> 房中者，情性之极，至道之际。是以圣王制外乐以禁内情，而为之节文。传曰："先王之作乐，所以节百事也。"乐而有节，则和平寿考。及迷者弗顾，以生疾而陨性命[10]。

可知这些房中书是为新婚夫妇所著的教育读本，其目的是指导健康的性生活，而非放纵享乐。《隋书·经籍志》并未为房中书立一专目。在《经籍志》医籍之末与《五行志》中著录了若干部书，或与道家养生之道有关，或为专门的房中术著作。主要有《素女秘道经》一卷（并《玄女经》）、《素女方》一卷、《彭祖养性经》一卷、《郯子说阴阳经》一卷、《序房内秘术》一卷（葛氏撰）、《玉房秘诀》八卷、《徐太山房内秘要》一卷、《新撰玉房秘诀》九卷、《杂嫁娶房内图术》四卷[11]。此后，《旧唐书·艺文志》医术类著录《玉房秘术》一卷、《玉房秘录诀》八卷 [12];《新唐志·子部》医术类著录《彭祖养性经》一卷、《冲和子玉房秘诀》十卷 [13]。《宋史·艺文志》仍提到房中书，但《明史·艺文志》无论在道家类（此类收书甚少）还是医书类却一本也未著录。当然，这些著录绝不能代表当时书籍流传的实际情况，但它们却可以说明哪些书为官方许可，哪些不是 [14]。

大约从西汉末到魏晋，逐渐形成以《容成经》《素女经》《玄女经》《彭祖经》《子都经》等书为核心的传授体系。葛洪《抱朴子》提到了除《容成经》之外的其他书名。从唐代开始，有关房中的知识大量见于医书，如孙思邈《备急千金要方》卷二十七、甄权《古今录验方》卷二十五、王焘《外台秘要》卷十七等，与历代官修史书将房中书著录在子部医方类接近末尾处类似，这些内容也通常被编写在医书末尾。此后，房中书籍呈现出向道家文本与医学文本的分化之势。

《医心方》[15] 作为北宋时期中日医学交流的产物，汇集中国医学典籍204种，包括《素女经》《玉房秘诀》《洞玄子》等大量房中史料。《医心方》将相关文本按不同主题分类编排，每一段之首载明出于何书，具有类书的性质。其中，卷廿一至廿三为妇科病、妊娠病；卷廿四讨论命理推算及转女为男之法；卷廿六列有使男女相悦的方药。卷廿八涉及房中内容最多，并专设求子一节。除援引古房中书外，还引用了《备急千金要方》和《产经》，特别强调求子应讲求天时地利、交会得法。日本学者丹波康赖当时所引不少中国古籍现已失传，《医心方》成为保存这些内容的早期文献。故清人叶德辉在《双梅影闇丛书》第一种《新刊素女经》序中提出，《医心方》所引房中书"大抵汉、隋两志中，故书旧文，十得八九"[16]。古代的房中体系通过明代《素女妙论》得以延续，而在清代走向没落。荷兰汉学家高罗佩通过《素女妙论》确定了房中文本流传的较晚一点；李零认为，在马王堆房中书问世之后，又确立了这一发展过程更早一点。文本的流传大致可以说明，至少从汉初到明末，中国的房中术是一个连贯的传统[17]。

大约成书于西汉的《素问》是以黄帝与臣子岐伯的对话写成，卷一《上古天真论》这样谈论男女生理特性。

女子七岁，肾气盛，齿更发长。二七而天癸至，任脉通，太冲脉盛，月事以时下，故有子。三七，肾气平均，故真牙生而长极。四七，筋骨坚，发长极，身体盛壮。五七，阳明脉衰，面始焦，发始堕。六七，三阳脉衰于上，面皆焦，发始白。七七，任脉虚，太冲脉衰少，天癸竭，地道不通，故形坏而无子也。

丈夫八岁，肾气实，发长齿更。二八，肾气盛，天癸至，精气溢泻，阴阳和，故能有子。三八，肾气平均，筋骨劲强，故真牙生而长极。四八，筋骨隆盛，肌肉满壮。五八，肾气衰，发堕齿槁。六八，阳气衰竭于上，面焦，发鬓颁白。七八，肝气衰，筋不能动，天癸竭，精少，肾脏衰，形体皆极。八八，则齿发去。肾者主水，受五脏六腑之精而藏之，故五脏盛乃能泻。今五脏皆衰，筋骨解堕，天癸尽矣。故发鬓白，身体重，行步不正，而无子耳[18]。

这篇是叙述男女成长发育的最早记载，女性的性成熟在 14 岁，具有生育能力，绝经在 49 岁，意味着能力的丧失，这两段话至今为习医者传诵。黄帝的疑问在于，人年老而无子，究竟是材力竭尽还是天数使然。岐伯的回答说明，女子发育成熟后，月经按期来潮，拥有了孕育能力，受孕的机制在于"肾气盛，天癸至，任通冲盛"。古代医学认为冲脉为十二经气血汇聚之所，是全身气血运行的要冲，称为"血海"。其脉起于胞中，与任脉会于咽喉，络于口唇。任脉称阴脉之海，主胞宫的功能活动，凡精、血、津、液等阴液，都属任脉总司，为人体妊娠养胎之本。任脉之气通，冲脉之血盛，下达胞宫，故月经得以来潮。

尽管描述男女身体变化的周期长短不同，但生育能力的情况均以"天癸至"与"天癸竭"作为分界，性别差异似乎并不明显[19]。《灵枢·决气》谓"两精相搏，合而成形"，更加概括。收录于《抱朴子·内篇》中的《玉房秘诀》则呈现出不同的风格。

素女曰，求子之法自有常体，清心远虑，安定其襟袍，垂虚斋戒。以妇女月经后三日，夜半之后、鸡鸣之前，嬉戏，令女盛动，乃往从之，适其道理，同其快乐，却身施泻下精，

欲得去玉门入半寸，不尔过子宫，千万勿过远
至麦齿，远则过子门，不入子户。若依道术，
有子贤良而老寿也[20]。

　　求子应秉持庄严肃穆的态度，选择正确的交合日期
和时辰，使女性达到高潮，并注意阴茎刺入的位置。"玉
门""子宫""麦齿""子门""子户"等为古房中书的术
语。这些语义不明的词汇在明代《素女妙论》中得到了
阐释。《素女妙论》汇集了《素女经》《素女方》《洞玄子》
等古房中书的段落，补以编者的见解，是解读马王堆房
中书的一把珍贵的钥匙。而近世风行的采补之术、修炼
之道并非源于素女，这一点在本书序言中已经指出。因
此，书中几乎不谈道家内丹之说，是一部实用书籍。全
书分为原始篇、九势篇、浅深篇、五欲五伤篇、大伦
篇、大小长短篇、养生篇、四至九到篇八个部分。大伦
篇讲房中求子，繁衍子孙是人之大伦。黄帝问"若人无
子，取之以何术乎？"素女回答如下。

　　　　求子之法，按阴合阳合之数，用黄纱黄绫
黄绢之属，造衣被帐褥之类，以黄道吉日，取
桃枝书年庚，放之卧内。又九月三日，取东引
桃枝书姓名，插之床上。须察妇人月经已过
三四日。各沐浴炷香，祈天地鬼神，入帐中而
为交合。其时子宫未合闭，故有子也。御法，
进退如法，洗心涤虑，勿戏调戏弄，勿借春药，
勿见春宫册。若犯之，损父母，不利生子[21]。

《玉房秘诀》要求"令女盛动",《素女妙论》则要"勿戏调戏弄",似乎有所矛盾。不过,将这两段文字与书中其他段落对比就会发现,二书均将旨在采阴补阳的性交与旨在受孕的性交区别得很清楚。前者应靠性交本身和它的各种变化来提高兴致和相互的吸引力。如《素女妙论》九势篇拟其物状而为势,龙飞、虎步、猿搏、蝉附、龟腾、凤翔、兔吮、鱼嗙、鹤交,每一种体位最后都要强调"女快乃止""女快难退",目的是"百病销亡""七伤自除""治诸结聚"。与此相反,生育的性交则"应以庄重的献身精神"来完成。

采补之术不是本章论述的重点,但内容既归于房中,又涉及女性身体的认识,故作一简略说明。古代道家常用"择鼎"一词,认为女体是充满阴气的鼎炉。要求男子"御而不射"[22],"还精补脑"。此处的"精"专指男性的精液,但与之对应的并非同样具有决定性作用的卵子,而是包括了阴道分泌物、口中津液和乳汁在内的诸多有形成分[23],以及潜在的生命力。因此,男子需要严格地控制精液的排泄,而女子则是近乎取之不尽用之不竭的宝鼎。通过性交,男子从女性身上摄取阴气,补充阳气。无论对于男女的生理结构还是功能,这种认识都是不准确的,但它确是房中术施行的基本认识。房中书还会建议男子与不同的女子交合而不射精,使阳气达到充盈,精既是男子身体的宝贵财富,也是繁衍后代的源泉。充盈的状态通常在女性获得快感时才能实现。因而,无论是为了采补还是为了生育,都要求男子给予女子充分的满足。这个基本的认识至少有两方面积极的意义：第一，在一夫多妾的婚姻制度下，这种做法有助于男性葆养阴精并维持家庭和睦[24]；第二，房中书籍对身体的描述总是详于女而略于男，尤其对女性的动作、声音、表情，甚至分泌物描绘细致，显示男性的观察位置，并且观察入微[25]，保存了大量女性性生理和性心理的史料，为正统医书所不及。

求子之道：择女、时机、技巧

回顾本章开篇褚澄向建平王的建议，似乎暗示了子嗣有无多在于女性，故要广纳宜子的妇人。医书中虽然也提到了男性的责任，相较之下则显简略。如《金匮要略》谈道："男子脉浮弱而涩，为无子，精气清冷"[26]。最早的病原学专著《诸病源候论》言"丈夫无子者，其精清如水，冷如冰铁，皆为无子之候。又，泄精精不射出，但聚于阴头，亦无子。无此之候，皆有子"[27]。换言之，男性无子的病因只有精冷、泄精二种。而《诸病源候论》在"妇人杂病诸候二"中有"无子候"专论，"妇人杂病诸候三"又详分"月水不利无子候"、"月水不通无子候"、"子脏冷无子候"、"带下无子候"和"结积无子候"诸病。它们不仅带给我们病因学的启示，言外之意则是，房中求子首要的不是具体的施术技巧，而是选择合适的女性作为行房对象。

择女

《医心方》卷廿八房内篇，求子之后，便是好女一节，介绍择女的标准。

> 《玉房秘诀》云：冲和子曰：婉娩淑慎，
> 妇人之性美矣。夫能浓纤得宜，修短合度，非
> 徒取悦心目，抑乃尤益寿延年。

> 又云：欲御女，须取少年未生乳，多肌
> 肉，丝发小眼，眼精白黑分明者；面体濡滑，
> 言语音声和调而下者；其四肢百节之骨皆欲令
> 没，肉多而骨不大者；其阴及腋下不欲有毛，
> 有毛当令细滑也。

> 《大清经》云：黄帝曰：入相女人，云何
> 谓其事？素女曰：入相女人，天性婉顺，气声
> 濡行，丝发黑，弱肌细骨，不长不短，不大不
> 小，凿孔欲高，阴上无毛，多精液者，年五五
> 以上，卅以还，未在产者，交接之时，精液流
> 漾，身体动摇，不能自定，汗流四遍，随人举
> 止，男子者虽不行法，得此人由不为损。

> 又云：细骨弱肌，肉淖漫泽，清白薄肤，
> 指节细没，耳目准高鲜白，不短不辽，厚髀，
> 凿孔欲高而周密，体满，其上无毛，身滑如绵，
> 阴淖（倬）如膏，以此行道，终夜不劳，便利
> 丈夫，生子贵豪[28]。

古代房中书多有好女、恶女之说，而少有好男、恶男之论。诚然，房中书以及医书中有关房中的内容多是供男性阅读的，体现了男性的观察视角，男女尊卑之别

显而易见。但从遗传学和优生学的角度来看，要求女子德行、品性、体态乃至容貌，则无可厚非。《摄生总要·种子秘剖》之安置炉鼎篇的一段歌诀写道："采阴须采产芝田，十五才交二八年；不瘦不肥颜似玉，能红能白脸如莲。胎息有真都是汞，命门无路不生铅。炼成铅汞归元海，大药能为陆地仙[29]"，展现了道家"择鼎"自有一套标准。问题在于，假如这些对"好女""恶女"的认识是作者经验的总结，那么，在礼教约束下，他们何以要求后来的读者预先知晓女子"凿孔"高下、"多精液"等一系列私密的身体信息呢？这或许是房中书认识论与具体身体实践的矛盾。

明代的《素女妙论》采取了更加健康的性态度，提示夫妇和谐的重要性："两情相合，气运贯通，则短小者自长大，软弱者自坚硬也"，并告诫男性不可乱用壮阳药物。结尾一段则反驳了《医心方》，认为阴门的不同位置对于行房并无影响。

> 帝问曰：女子玉门有上中下之异，何也？
> 素女答曰：牝户之美，非在位而在用也。上中下者各有其异，要之顺利而用之耳。中者四时均宜，百势无妨，以不偏为贵是也。上者宜冬，匡床秀被，男伏其上是也。下者宜夏，竹荫石塌，隔山取火是也。斯乃御女器使也[30]。

养生篇又谈到三种妇人无子，三种男人无子："男子精冷滑者，多淫虚惫者，临敌畏缩者，无子也。妇人性淫，见物动情者，子藏虚寒，藏门不开者，夫妇不和，妒忌火壮者，无子也[31]。"以交战的姿态，将女性视为"敌"的，更多见于同时代的道家修炼之书。如《三峰采战房中妙术秘诀》："……久战不泄，以致妇女情欢意悦，方得妙处。""浅则益阳，深则益阴。浅则决胜，深则必输[32]。"《纯阳演正孚佑帝君既济真经》："上将御敌，工挹吮吸，游心委形，瞑目丧失[33]。"

时机

何时行房种子，涉及不同层面的内容。明代的一部百姓日常生活参考书《居家必用事类全集》仍然以褚澄与建平王的例子来论说男女交合的适当年龄，着眼于身体发育而不是婚姻制度，目的则完全在于优生。医书的论述更为细致，以月经的到来和结束的日期作为判断标准。《诸病源候论》引用《养身方》云："月水未绝，以合阴阳，精气入内，令月水不节，内生积聚，令绝子，不复产乳[34]。"《万氏妇人科》云："女子血未行而强合以动其血，则他日有难名之疾。故女未及二七天癸之期，而男子强与之合，或于月事适来未断之时，而男子纵欲不已，冲任内伤，血海不固。由斯二者，为崩为漏，有一月再行，不及期而行者矣[35]。"这两段文字都告诫，夫妇经期行房不仅不能种子还会变生他疾。除了经期的禁忌，房中求子还要避开不吉利的天气和时辰，否则将有损于父母及后代的健康，例如《医心方》就谈及非吉时交合导致的九种灾祸。

人之始生，本在于胎合阴阳也。夫合阴阳之时，必避九殃。九殃者，日中之子，生则呕逆，一也；夜半之子，天地闭塞，不喑则聋盲，二也；日蚀之子，休戚毁伤，三也；雷电之子，天怒兴威，必易服狂，四也；月蚀之子，与母俱凶，五也；虹霓之子，若作不详，六也；冬夏日至之子，生害父母，七也；弦望之子，必为乱兵风盲，八也；醉饱之子，必为病癫、疽、痔、有疮，九也[36]。

宋代著名的妇科医生陈自明也强调了环境因素对生子的影响，他胪列了许多禁忌要求，总的原则是应趋吉避凶："凡欲要儿子生，吉良日交会之。日常避丙丁及弦望晦朔、大风、大雨、大雾，大寒、大暑，雷电霹雳、天地昏冥、日月无光、虹霓地动、日月薄蚀。此时受胎，非止百倍损于父母，生子或喑哑、聋聩、顽愚、癫狂、挛跛、盲眇，多病短寿，不孝不仁。又避日月火光、星辰之下，神庙佛寺之中，井灶圊厕之侧，冢墓尸枢之旁，皆悉不可[37]。"这些禁忌法受到阴阳学说及敬畏天地观念的影响，环境的优劣使夫妇的情绪产生波动，直接决定子嗣的康健，而以女性月经为基准，应在哪一天或哪几天行房，则涉及成功的概率和怀男怀女。下面要引用的文字来自明代洪基编纂的《摄生总要》，本书包括《摄生秘剖》四卷（即胞与堂丸散谱）、《种子秘剖》二卷、《种子方剖》一卷、《房术奇书》二卷。洪基，字九有，明代歙县人，喜好搜集验方、秘方，曾在家门附近张榜求方曰："兑换奇方"，日积月累，集方以万计。他非常注重摄生，曾认真研究过有关摄生方面的种子、房中术等内容[38]。这部分内容多以诗歌的形式论述，充满了道家术语和有关身体的比喻。

> 何为种子法，经里问因由。
> 昨日红花谢，今朝是对周。
> 对周种白玉，子午叙绸缪。
> 三五成丹桂，二四白梅抽。
> 玉湖须浅泛，重载却成忧。
> 阴血先参聚，阳精向后流。
> 血开包玉露，平步到瀛洲。
> 从斯相暂别，牛女隔河游。
> 二月花无发，方知喜气优。
> 好事常传与，谗言莫忘调[39]。

几段歌诀按照时间顺序叙述了种子的日期应在月经之后（红花谢），经水行，血海净，子宫开，可以受精。经止后，第一、三、五日交合生男（丹桂）、第二、四、六日交合生女（白梅），阴茎刺入不宜过深（须浅泛）。行房后男女别寝，如果女子月事不至超过两个月（无花发），说明种子成功，这时胎教便开始了[40]。后面还有"种子歌诀"："三十时辰两日半，二十八九君须算，落红将尽是佳期，金水过时徒霍乱。徒霍乱兮枉用功，树头树尾觅残红。解得花芳能结子，莫愁后代继前踪（踪）。"这段歌诀在龚廷贤《云林神彀》卷三，题为螽斯秘诀。螽斯为《诗经》篇名,《诗·周南·螽斯》序:"螽斯,后妃子孙众多也,言若螽斯不妬(妒)忌,则子孙众多也。"后用为多子之典实。

《景岳全书·妇人规》《妙一斋医学正印种子编》《广嗣纪要》以及清代的一些妇产科医书中对种子要求也多有评判。《广嗣纪要》的文字略有不同,解读比较详尽。

> 此盖妇人月经方绝,经水才生,此时子宫正开,乃受精结胎之候,妙合太和之时,过此佳期,则子宫闭而不受胎矣。然男女之分,各有要妙存焉。如月候方绝,一日三日五日交会者成男,二日四日六日交会者成女,过此则不孕矣[41]。

关于种子时机的选择,在古籍中也有较为详细的论述。如在《易经》有关的古文献中,以阳为奇数,阴为偶数,所以女性月经结束后至怀孕日子的奇、偶数,还有玉茎戳刺女阴的次数都会影响胎儿的性别。又如隋代医家巢元方在其著作《诸病源候论》中认为,伴侣双方的精髓进入结合的次序和精气的盛衰对于胎儿的性别乃至多胞胎都有影响[42]。

技巧

长期节欲的男人在女人最容易受孕的日子失去精液,这些丢失的精液会因为一个健康的孩子出世而得到补偿。种子时机,从男女交合的年岁到季节、月事、时辰，逐渐递进。最后，还涉及对女性性生理和性心理的把握。《洞玄子》云：“若男摇而女不应，女动而男不从，非直损于男子，亦乃害于女人。”在《洞玄子》中，健康的交合场景宛如一幅妙趣横生的山水画：“乃令女左手抱男玉茎，男以右手抚女玉门。于是男感阴气，则玉茎振动，其状也，峭然上耸，若孤峰之临迥汉；女感阳气，则丹穴津流，其状也，涓然下逝，若幽泉之吐深谷。此乃阴阳感激使然，非人力之所致也[43]。”房中书常常使用“金”“玉”等词汇比喻身体的珍贵美好。

早期的医书也将阴道口和处女膜称为“玉门”，而已嫁未孕者称为“龙门”，已孕者称为“胞门”[44]。“胞”是最重要的医学词汇，子宫亦称为“胞宫”[45]，“藏于阴而象于地，故藏而不泻，名曰奇恒之腑”。元代朱丹溪第一次描述了胞宫的形态：“形如合钵，一系在下，上有两歧，一达于左，一达于右”，功能是定期排出月经和孕育胎儿。隶属于胞宫的血脉为胞脉，“胞脉者属心而络于胞中”[46]，作用是将阴血下注于子宫。维系胞宫的络脉称为“胞络”，“胞络者，系于肾”[47]。可以发现，正统医书对子宫的形态和功能更为关注，而房中书则着意于记录阴蒂、阴唇、阴道等外生殖器[48]。至于“九浅一深”中的“浅”“深”缘何而定，荷兰学者高罗佩所收《素女妙论·浅深篇》的内容可作为参考。书中提到“女子阴中有八名，又名八谷”，加上表示阴蒂的术语，一共是九个。

(1) 红毯（阴蒂）。

(2) 琴弦（阴深一寸）。

(3) 菱（麦）齿（阴深二寸）。

(4) 妥豀（阴深三寸）。

(5) 玄珠（阴深四寸）。

(6) 谷实（阴深五寸）。

(7) 愈阙（阴深六寸）。

(8) 昆户（石）（阴深七寸）。

(9) 北极（阴深八寸）。

规定是：阴深一至三寸为"浅"，四至六寸为"深"，七至八寸为"太深"。"寸"指"手指同身寸"，约长两厘米，这里的八寸是指分阴道为八段。据此，我们可对《房内》引文中的"女有九宫"试做复原。

(1) 赤珠（阴蒂）。

(2) 琴弦（阴深一寸）。

(3) 麦齿（阴深二寸）。

(4) 俞鼠（阴深三寸）。

(5) 婴女（阴深四寸）。

(6) 谷实（阴深五寸）。

(7) 臭鼠（阴深六寸）。

(8) 昆石（阴深七寸）。

(9) 中极（阴深八寸）[49]。

《洞玄子》云："凡欲泄精之时，必须候女快，与精一时同泄。男须浅拔，游于琴弦、麦齿之间。"此处所指应是阴深一寸到二寸。《洞玄子》关于激发女子性欲的各种方法及女子的性反应的描述。

凡初交接之时，先坐而后卧，女左男右。

卧定后，令女正面仰卧，展足舒臂。男伏其上，跪于股内，即以玉茎竖拖于玉门之口，森森然若偃松之当邃谷。洞前更拖磋勒，鸣口嗍舌，或上观玉面，下视金沟，抚拍肚乳之间，摩挲琼台之侧。于是男情既感，女意当迷，即以阳锋纵横攻击，或下冲玉理，或上筑金沟，击刺于辟雍之旁，憩息于琼台之右[50]。

《洞玄子》还附载了下面的方剂，为使女性更容易获得快感，名为"疗妇人阴宽、冷、急、小，交接而快方"。

石硫黄二分，青木香二分，山茱萸二分，蛇床子二分。

右（上）四味捣筛为末，临交接，内玉门中少许，不得过多，恐撮孔合。

又方，取石硫黄末三指撮内一升汤中以洗阴，急如十二三女。

《医心方》记载女子性反应有五种征象："一曰面赤，则徐徐合之；二曰乳坚鼻汗，则徐徐内（纳）之；三曰嗌干咽唾，则徐徐摇之；四曰阴滑，则徐徐深之；五曰尻转液，徐徐引之。"

此外还有五欲、十动："一曰意欲得之，则屏息屏气；二曰阴欲得之，则鼻口两张；三曰精欲烦者，则振掉而抱男；四曰心欲满者，则汗流湿衣裳；五曰其快欲之，甚者身直目眠。""十动之效，一曰两手抱人者，欲体相薄阴相当也；二曰伸其两髀者，切摩其上方也；三曰张腹者，欲其浅也；四曰尻动者，快善也；五曰举其两脚拘人者，欲其深也；六曰交其两股者，内痒淫淫也；七曰侧摇者，欲深切左右也；八曰举身迫人，淫乐甚也；九曰身布纵者，肢体快也；十曰阴液滑者，精已泄。见其效，以知女之快也[51]。"在对性行为本身的描述中，我们注意到这些内容总是强调使女子每次达到性高潮的重要性。房中文献提供了细致入微的性行为与女子性高潮的征象，使男子得以估测她们性快感的有无与程度。《天下至道谈》亦有五征、五欲之说，但合而为一，实际上只有五征，而无五欲之内容，可见此处当是后世房中家的发展。十动，源于《天下至道谈》中的"八观"，亦可见其补充与发展之状况。《医心方》将此之题列为专门，以示健康、美满性生活之征。明代万全结合脏腑理论提出男有三至，女有五至。

> 男有三至者，谓阳道奋昂而振者，肝气至也；壮大而热者，心气至也；坚劲而久者，肾气至也。三至俱足，女心之所悦也。若痿而不举者，肝气未至也，肝气未至而强合，则伤其筋，其精流滴而不射矣。壮而不热者，心气未至也，心气未至而强合，则伤其血，其精清冷而不暖也。坚而不久者，肾气未至也。肾气未至而强合，则伤其骨，其精不出，虽出亦少矣。此男子之所以求子者，贵清心寡欲，以养

其肝心肾之气也。

> 女有五至者，面上赤起，媚靥乍生，心气至也；眼光涎沥，斜觑送情，肝气至也；低头不语，鼻中涕出，肺气至也；交颈相偎，其身自动，脾气至也；玉户开张，琼液浸润，肾气至也。五气俱至，男子方与之合，而行九一之法，则情洽意美。其候亦有五也。娇吟低语，心也；合目不开，肝也；咽干气喘，肺也；两足或曲或伸，仰卧如尸，脾也；口鼻气冷，阴户沥出沾滞，肾也。有此五候，美快之极。男子识其情而采之，不惟有子，且有补益之助[52]。

正如没有吸食过雪茄的人无法理解"烟醉"的感觉，初次吸食者也很难获得这种感觉。有经验的人会告诉我们如何使用口腔、鼻腔，体会烟丝香气弥漫颅内时飘飘欲仙的醉意，这涉及技巧，通过技巧获得某种感觉并学会辨认它，将其视作惬意。越是复杂的感觉越难以体会，我们必须尝试接受前人所提供的感知模式，与吸食雪茄类似的，房中书作为"接阴之道"为古代男性与女性提供了这种感知模式，而它对于因生理构造和文化习俗较难获得性愉悦的女性尤为重要。

探求先秦至隋唐的房中史料，既为我们洞见彼时的求子习俗打开一扇窗，亦可一探女性身体在"求孕""求男""求好男"等多重期待下的书写与解读。求孕方式，汉魏六朝所存，以房中术和相关仪式的资料最多，其次才是药方。到了隋唐，亦即七世纪前后，求子药方才大量出现^[53]。

近世的反思

早期的道家书中有对女性生殖器官的描述，晚明的《素女妙论》则将古书中词义含混的部位叙述清楚。如前文所述，阴道每深一寸赋有一个专门的名词，但这仿佛是语言学上的游戏，对于女性生理与病理的真正认知似乎无关紧要。《素女妙论》对男女性器官的大小长短、坚挺软弱、位置高低与情趣的关系，有着颇具特色的认识。男子阴茎有大小长短软硬之不同，但只要"以爱敬系之，以真情按之"，并不影响房中交合，能得中庸可谓尽善。女子玉门亦"非在位而在用"，要顺势而为。邓希贤所撰《紫金光耀大仙修真演义》中阐述了"三峰大药养生法"，实际上谈论的是女性三个性敏感区：一在上部的口舌，二在中部的胸乳，三在下部的女阴，此类总结为古医书中所未备。另外，交合不当造成的损伤同样值得注意^[54]。

性习俗与乏嗣成因

从现存史料来看，马王堆汉墓出土的《养生方》《杂疗方》《胎产书》《十问》《合阴阳》《杂禁方》《天下至道谈》等七种书籍内有房中内容，《医心方》集魏晋隋唐时期之大成，至明代洪基的《摄生总要》，邓希贤《既济真经》《修真演义》及抄录前代房中书而成的《素女妙论》都说明中国的房中术从先秦到明清一脉相承，"最基本的原则、技巧和诉求始终不变"（高罗佩）。这些性习俗、理论与实践也渗透在民众的日常生活中。房中求子之术与医家对于女性身体的认识在明代既有继承又有发展。

明代世情小说《肉蒲团》中的许多段落显示出作者李渔对心理现象的洞察力，并且从侧面有趣地反映出那个时代男女之间的暧昧关系和性习俗。未央生将春宫画册拿给玉香看，"是学士赵子昂的手笔"，未央生解释道：

> 只因是开天辟地以来第一件正经事，所以文人墨士拿来绘以丹青，裱以绫绢，卖于书画之肆，藏于翰墨之林，使后来的人知所取法。不然阴阳交感之理渐渐沦没，将来必致夫弃其妻，妻背其夫，生生之道尽绝，直弄到人无噍类而后止。我今日借来不但自己翻阅，也要使娘子知道这种道理才好受胎怀孕，生男育女，不致为道学令尊所误，使我夫妻后来没有结果的意思[55]。

医家们经常强调过早交合生子对男女双方的损害，但明代早婚早育的情况依然普遍。《摄生总要》房术奇书卷下《继嗣珍宝》开篇谈及男女成婚生子为人伦之本，男三十而娶、女二十而嫁的古训，但"今世则不然，男女未及冠笄，辄成夫妇，男则精气未充而早泄，女则天癸始至而有伤，所以交而不孕，孕而不育，育而不寿者多矣[56]。”继而介绍了人们为求子嗣所做的努力以及医者的劝告。

故上古之人，春秋皆度百余岁，而动作不衰，其知道欤！后世嫁娶太早，未及半百而衰，年逾七十者几希矣。窃夫无子者，贫则计不能得，无如之何；富且贵者，则千思万虑，终夕不眠，或供佛饭僧，对神祈悃，不然，谋诸方药，计出百端，致妾媵无数，始终有不能遂其志者，是皆心行有亏，非命也欤？苟能革心之非，所行向善，以阴骘扶持，积德累功，施恩布德，则上天之报施，自然庆流后裔。故先贤立方垂训，以启后人。

这段文字传达出两个信息：贫民阶层无子常常无计可施，而富人无子会采取祈祷、服药、纳妾等各种办法。无子的原因是婚配过早、房事不节或没有积德行善，后文还提到男女的身体因素，“丈夫阳气不足，不能施化”和“妻妾血寒，不能受胎”[57]。《摄生总要》提倡人们外修功德，不做修建寺庙、看经念佛等表面功夫，而是要“广行阴骘，布恩施德，济困扶危，出无依之丧，嫁孤寒之女，常行方便，心存善念。如是三年之后，可以求嗣种子”。《广嗣纪要》则提出五种办法：“一曰修德，以积其庆；二曰寡欲，以全其真；三曰择配，以昌其后；四曰调元，以却其疾；五曰协期，以会其神[58]。”修德篇引用巢元方：“夫人无子者，盖有三焉，一者坟墓不嗣；二者夫妇年命相克；三者夫疹妇病，皆令无子[59]。"并自撰修德积庆之铭，列十种积德行善之法，如收养弃婴，施舍汤药等。《广嗣纪要》的作者万全以阴精难成而易亏的理论和自身见闻说明了节欲的重要意义[60]，而道教书籍中一般认为乏嗣或因道德亏损，或因夫妇年命不和，或因时日选择失误，或因三尸九虫的存在，或是夫妇身体原因[61]。

种子时日

宋代以后因程朱理学的兴起，古代房中术一度陷入低潮，但在医籍"养生"与"求嗣"的条目之下，医家们将房中与阴阳五行、天道观、生殖疾病（不孕、不育、性功能障碍等）互相参照，在理论阐释层面与治疗技术层面加以拓展，形成了房中术新的发展趋势。比较有代表性的医籍如明代医家张介宾所撰《景岳全书》[62]，成书于明天启四年（1624 年），性文化正值禁锢与放纵并存的局面。将《景岳全书》与古代房中术相比较，除未收载包括性行为中对心理、生理反应的描述外，其内容是较为系统和完整的，且在有关性疾病的诊治上内容较前代有所增加与发展，方法更显多样。如果说前代房中书多用以作为夫妇性生活指导用书，则本书是指导医者面对求治者的专业用书，这也是宋代以后中医房中书内容的变化与特点[63]。

张景岳认为求子之道在于把握天时、地利、人事、药食、疾病五个方面。他能够晚年得子"率鉴乎此"。在《景岳全书·妇人规·宜麟策》十一段分论中，"时气"（天时一）指夫妇交合时应在天日晴明的天气，保持情思安宁，精神闲裕；"阴阳"（天时二）从日月盈虚、阴阳术数分析生男生女之理。"地利"（地利一）阐述夫妇交合时的地理环境；"基址"（地利二）则就孕育胎儿的母体而言，论述"求子者必先求母"的原因。"十机"（人事一）论夫妇交合时的十个要点，一曰阖辟（辟）、二曰迟速、三曰强弱、四曰远近、五曰盈虚、六曰劳逸、七曰怀抱、八曰暗产、九曰童稚、十曰二火，从两性生活和谐到怀胎受孕、优生子嗣，未使用道家术语；"畜妾"（人事二）从妾的家庭处境考虑，反对男子无故置妾，因"产育由于血气，血气由于情怀，情怀不畅，则冲任不充，冲任不充，则胎孕不受"[64]。"药食"（药食一）认为种子之方，本无定轨，因人而异；"用药法"（药食二）强调气血充盛的重要性，反对滥用散风、消导、败血、苦寒、峻利等药；"饮食"（药食三）指出饮食各随喜好，但不宜饮酒。"男病"（疾病一）、"女病"（疾病二）强调男子重在精，女子重在血，"男子之病不得尽诿之妇人"，而女性"摄育之权，总在命门"，命门为冲任之血海，调经种子之法以"填补命门、顾惜阳气为之主"，同时注重养心健脾[65]。与"宜麟策"并列的"辨古"篇，对《广嗣诀》《道藏经》《褚氏遗书》及李东垣、朱丹溪等关于种子时日、生男生女的论说提出了质疑，如前文所述，明以前医家多以为月经方止是种子的最佳时机，张景岳却说：

此言妇人经期方止，其时子宫正开，便是布种之时，过此佳期，则子宫闭而不受胎矣，然有十日半月及二十日之后受胎者，又何为其然也。又一哲妇曰：若依此说，则凡有不端者，但于后半月为之，自可无他虑矣。善哉言也！此言果可信否[66]？

岳甫嘉《种子编》继而提出"凡妇人月经行一度，必有一日细缊之候于一时辰间，气蒸而热，昏而闷，有欲交接不可忍之状，此的候也，于此时逆而取之则成舟，顺而施之，则成胎矣[67]。"细缊，指天地阴阳二气交互作用的状态，《易经·系辞下》："天地细缊，万物化醇；男女构精，万物化生。"孔颖达疏："细缊，相附著之义，言天地无心，自然得一，唯二气细缊，共相和会，万物感之，变化而精醇也。"《种子编》用"细缊"比喻女性的动情之征，一般出现在月经结束一周后，与现代医学的女子排卵期相似，此时交合则容易受孕。但岳氏的理论解释并不符合实际[68]。

胎儿性别

对于血开裹精则生男，精开裹血则生女的理论，张景岳也提倡从实际出发，反对穿凿比附。上一节提到，元代朱丹溪第一次描述了子宫的形态"一系在下，上有两歧，中分为二，形如合钵，一达于左，一达于右"，接下来却说"精胜其血，则阳为之主，受气于左子宫而男形成；精不胜血，则阴为之主，受气于右子宫而女形成"。张景岳按：

> 此乃《圣济经》"左动成男，右动成女"
> 之说同。第以子粒验之，无不皆有两瓣，故在
> 男子亦有二丸，而子宫之义谅亦如此，信非谬
> 也。惟左受成男，右受成女之说，则成非事
> 后，莫测其然。即复有左射右射之法，第恐阴
> 中阖辟，自有其机，即欲左未必左，欲右未必
> 右，而阴阳相胜之理，则在天时人事之间，似
> 仍别有一道。虽知此说，终无益也[69]。

　　除了指出"左动成男，右动成女"的谬误，张景
岳在《类经附翼》中还更加细致准确地介绍了子宫的位
置（图1-1）："夫所谓子户者，即子宫也，即玉房之中
也，俗名子肠，居直肠之前，膀胱之后，当关元气海之
间，男精女血，皆存乎此，而子由是生，……子宫之下
有一门，其在女者，可以手探而得，俗人名为产门[70]。"
通过阴道触诊，与现代的妇产科检查方法已很接近，明
清时期因礼教束缚，男性医家多不能亲临接产。宋明理
学对医学的发展影响较大，主要体现在思辨的方法，对
某些医学事实进行随意的演绎推理，这就激发了明代医
学理论纷争的现象。虽通过思辨有利于将某些临床经
验上升为医学理论，促进理论完善，但由于过分强调思
辨，以至于在各医家的学说中掺杂了大量的主观臆测，
造成虚假的满足，无形中阻碍和束缚了人们对问题进行
继续深入和研究，使其理论僵化，停留于表面观察和模

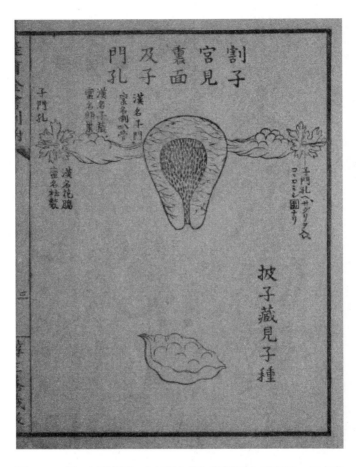

图 1-1 [日] 水原义博:《产育全书》别附录之子宫图，日本嘉永三年醇生庵刻本

糊水平，反而脱离临床实践。学者马大正感叹："科学有时只要再往前跨进一步，便可以形成一场革命，令人遗憾的是，就这小小的一步，在当时竟是不可逾越的鸿沟"[71]。

"五不女"与"暗经"者

探讨无子病因，比较富于创见的是《妙一斋医学正印种子编》。本书二卷，成书于明崇祯八年（1635年）乙亥，系《妙一斋医学正印女科编》之一[72]。一般种子之书多以女性立论，本书则从男女双方论治，反对以小产、不育专责诸女子。尽管从先秦到明代的医书总是不厌其烦地探讨究竟是什么因素导致无子，但从以上讨论来看，"不孕不育"这种"现代"疾病在古代始终没有彻底地"医学化"[73]。医者会把无子的原因一部分解释为家族或个人的道德问题、夫妇年岁相克的问题，而不是定义为疾病的进程。超自然的力量造成了身体的缺陷，无子变成了某种惩罚，于是遭受这种"不幸"的夫妇不仅需要医者的帮助，还会祈求宗教的救赎。《诗经·大雅·生民》曰："厥初生民，时维姜嫄。生民如何？克禋克祀，以弗无子。履帝武敏歆，攸介攸止。载震载夙，载生载育，时维后稷。诞弥厥月。先生如达，不坼不副，无灾无害[74]。"提到"无子"和"难产"。姜嫄原患不孕，与丈夫一起祭祀神灵。因其态度恭敬，得以怀孕得子。最典型的例子是古代典籍中关于送子观音的记载，广大女性信徒对送子观音的崇拜和敬祀远远超过了佛祖释迦牟尼。

万全所撰的《广嗣纪要》为明代非常重要的种子专书，全名《万氏家传广嗣纪要》，共十六卷，成书于明嘉靖二十八年（1549 年）己酉。卷一至卷五从"修德篇"起至"协期篇"，为房事养生与求嗣种子之论，卷六至卷十三为转女为男、妊娠杂证，卷十四为难产预防及七因，卷十五为育婴方论，卷十六为幼科医案。其中，寡欲、择配、调元、协期与生育问题，又"协期篇"广引历代医家有关房室求子之论，并载录《素女论》《种子歌》等久已失传典籍的诸多内容[75]。"择配篇"有"五不女"之说，这五种女子由于先天性生理缺陷而不能生育。

> 一曰螺，阴户外纹如螺蛳样旋入内。二曰文，阴户小如筋头大，只可通，难交合，名曰石女。三曰鼓，花头绷急似无孔。四曰角，花头尖削似角。五曰脉，或经脉未及十四岁而先来，或十五六而始至，或不调，或全无[76]。

现代妇产科学研究发现，"五不女"的前四种属于外生殖器官的生理缺陷。"螺"与现代医学的处女膜坚韧类似，阴道螺纹造成性交困难；"文"指纹阴，阴道狭窄而有碍性交，常合并其他内生殖器官发育不良；"鼓"相当于处女膜闭锁，须手术切开才可能受孕[77]；"角"者阴蒂过长，多由先天肾上腺皮质激素增生所致，亦称假两性人；"脉"者终身无月经或月经失调而不能受孕[78]。

　　万全随后也列举了五种具有先天缺陷的男性："一曰生，原身细小，曾不举发。二曰犍，外肾只有一子，或全无者。三曰变，未至十六其精自行，或中年多有白浊。四曰半，二窍俱有，俗谓二仪子也。五曰妒，妒者忌也，阴毒不良[79]。"

　　《广嗣纪要·择配篇》"五不男""五不女"的论说为后代医家所珍视，现代中医妇产科教科书在介绍女性生理特点时也多提及本篇。由先天生理缺陷造成的"无子"被医学化，然而这群女性既没有因此逃脱道德的谴责，也不会免受拜神求佛和寻医问药的煎熬。我们稍稍翻阅"择配篇"的原文甚至会惊讶地发现，万全写下这段话的初衷并非纯粹出于医学的考虑。本篇冠以"择配"二字其实已表明大意："丈夫无子者，妻妾之多何益？妻之无子，必用妾也。人之娶妾，不可不择，观其相，决之于卜。命不足信，盖有假装年月以欺人者。勿择其美，有美者必有恶。如叔向之母，论夏姬之女是也。勿择其族类，芝草无根，醴泉无源也。"接下来是《金丹节要》的原文，"骨肉莹光，精神纯实，有花堪用，五种不宜"，此后才是五不女的论述。结尾，万全又引用了《金丹节要》："此五种无花之器，不能配合太阳，焉能结仙胎也哉？"可以说，"择女""择鼎"与"择配"一脉相承，正妻无子才要娶妾，无法生子的"五不女"自然不在娶妾的范围内[80]。英国社会学学者克里斯·希林（Chris Shilling）在其《身体与社会理论》中介绍了一个事实。

在东非的努尔人当中，一个女人如果被视为不能生育……就会回到娘家，此后被视为一个男人……她将有资格养上一群牲畜，就像一个男人一样……有了属于自己的产业收成，她就能付得起其中一个妻子的嫁妆。她作为"丈夫"进入这些制度化的婚姻关系之中。她的妻子守候着她，为她劳作，尊敬她，向她致以丈夫该享有的礼节[81]。

在遥远的异域世界，尽管身体的构造仍然作为区分性别的前提，但生殖器的形态和功能不再至关重要，而是生育成为了判断女性（sex）是否为女性（gender）的标准，赋予性别的社会角色和社会分工都一并发生变化[82]。相较于中国古代社会，对于生育的迫切愿望因为观念的差异导致了不同的结果，更加丰富和客观的身体知识渗透进了医学文本，医生描述着她们，影响着她们，却不能彻底接纳她们。

自《黄帝内经》开始，生育能力的有无便以"天癸"为标志，女子二七天癸至，月事以时下，故有子，此为常态，亦有变化。明代医籍集中记载了一些特殊的月经现象。李时珍《本草纲目》人部第五十二卷："女人之经，一月一行，其常也；或先或后，或通或塞，其病也。复有变常而古人并未言及者，不可不知。有行期只吐血衄血，或眼耳出血者，是谓逆行，有三月一行者，是谓居经，俗名按季。有一年一行，是谓避年。有一生不行而受胎者，是谓暗经[83]。"赵献可在《邯郸遗稿》中还介绍了暂时性闭经，即"室女经水先通后闭，……饮食如故，如面色不黄，名曰歇、非病也，不须服药"，以及初潮年龄较晚的少女："凡室女从幼经水未至，面色如故，饮食如常，名为石女，不在经闭成劳内论，不须服药。亦有年大自通而受孕者"。"避年"与"居经"在魏晋时期已有记载，王叔和《脉经》："一妇人有女年十五，请诊。言女子年十四时经水自下，今经反断，其母言恐怖。师曰：言此女为是夫人亲女非耶也？若亲女者，当相为说之。妇人因答言自是女尔。师曰：所以问者无他，夫人年十四时亦以经水下，所以女至此而断，是为避年，勿怪，后当自下。"又说："脉微血气俱虚，年少者亡血也。乳子下利为可，不者，此为居经，三月一来[84]。""避年"与"居经"作为特殊的生理性月经，从传统的"月经病"中区别开来。相比之下，"暗经"显得十分特别，这不仅由于一生无月经的奇怪症状，而是以子嗣的有无作为判断依据，只有一生不行经但能妊娠生子者才符合"暗经"的定义。《续名医类案》有一则"暗经"病例。

余（钱国宾）游兰溪时逢端阳友人宴于花园，谈及邑中篾匠孙二之妻，年三十，生四子一女，自来无经。余以戏言未信。适妇货篮至，客皆笑曰：此妇是也。余即问之，妇云不知经为何物。……经本于肾旺于冲任二脉，冲为血海，任为胞胎。此妇无经者，乃冲脉海与人禀赋不同，肾脉与人禀赋不同，任脉与人同，故乳子生子则一样。《素问》曰：人之心偏则作事不定，人之下眼眶窄则胆小，五脏各有禀赋，外候以此理推，明矣[85]。

为何有些女子没有月经而仍能受孕？钱国宾的解释是，她们的冲脉异于常人而任脉功能正常。现代科学认识到，极少数女性没有形成高度分化的子宫内膜血管系统，在性成熟后，卵巢及子宫内膜并不脱落而是自行退化，与很多非灵长类哺乳动物相似。出现"返祖现象"的女性虽然拥有正常性周期却不出现月经，又因有排卵而能够受孕。这种"返祖现象"在临床上十分少见，但"暗经"一词在明清医籍中出现的频率却并不低。除了《本草纲目》，"暗经"还见于卢之颐《本草乘雅半偈》、张曜孙《胎产指南》及陈梦雷《古今图书集成·明伦汇编·人事典·便溺部》，多将"暗经"与其他生理性月经并述，只谈症状而无过多解释。有阐发者，如陈士铎《外经微言》认为"暗经"是贵人体质："女过二七，不行经而怀孕者又何也？岐伯曰：女之变者也，名为暗经，非无经也。无不足，无有余，乃女中最贵者。终身不字，行调息之功，必长生也[86]。"吴道源《女科切要》载"亦有年长大而经竟不来者，仍能受孕，名曰暗经。每月至期必作腰痛，此前人之所未发也"[87]，指出了"暗经"的伴随症状。

从钱氏的病案中，我们无法获知女性病人的更多信息，但有一点应值得注意，那就是这位孕育"四子一女"的年轻母亲只有三十岁。我们是否可以大胆的推测，假使她在月经周期还未建立时便已成婚行房事，在第一次排卵时受孕生子，此后二至三年的哺乳期内她将进入闭经状态[88]。于是，经历几次妊娠、分娩、哺乳、再妊娠的循环后，她刚好三十岁。如果这个漫长的循环再进行下去，她将拥更多的子女，然后进入绝经期，而一生不知"经为何物"。当然，这只是在月经周期没有受到影响下的推断，而生子过多，很有可能像《续名医类案》中的程氏妇人"年甫三旬，产五次，今则经闭不行者八年"。若果真如此，古代的"暗经"就不能用返祖现象或是其他理由解释，而很可能是由于多产与延长哺乳造成的。正如褚澄《褚氏遗书·本气》所言："合多则沥枯虚人，产乳众则血枯杀人。"

　　早婚与不节制生育给女性带来的痛苦巨大。早在魏晋时期，陈延之就指出"古时妇人，病易治者，嫁晚，肾气立，少病，不甚有伤故也。今时嫁早，肾根未立而产，伤肾故也。是以，今世少妇有病，必难治也。早嫁，早经产，虽无病亦夭也[89]"。另一位悲惨的女子则是明代散文家归有光的母亲周氏，她十六岁成婚，"逾年生女淑静，淑静者大姊也；期而生有光；又期而生女、子，殇一人，期而不育者一人；又逾年生有尚，妊十二月；逾年，生淑顺；一岁，又生有功"。周氏向婢妾哀叹多子之苦，于是一位老妪"以杯水盛二螺进曰：'饮此后妊不数矣'"，不幸的是，归母在服药后便哑不能言，并在二十六岁那一年孤苦死去[90]。约翰·鲍尔（John Power）所著《女性经济论集》（*Essays on the Female Economy*）描述了排卵和月经之间的联系，他认为，如果妇女以"一种自然的状态"（不采取避孕措施）生活，人们就不会了解月经，因为从 15 岁到 45 岁，"女人要怀孕 9 个月，接下来的 9 个月便是哺育孩子，然后又是怀孕，如此不停地循环，以至于月经都没有时间出现[91]"。

在生理层面，古今女性的身体差异并不显著，因此在某些时候，我们可以用"现代"的经验去逆推古代的情况。那些可怜的女人在初潮到来前就已成婚，不断经历分娩与哺乳的循环，直到绝经期到来仍不知"经为何物"。于是，早婚、多产与哺乳期延长共同构成了"暗经"出现的要素，这亦能解释为何现代女性罕见暗经发生。当然，笔者推论的目的并不是为已知的古代婚姻制度提供一条医学上的补充证据，而是反过来，"暗经"的存在恰好说明在当时的婚姻制度与育婴文化下，女性身体可能遭遇的改变。

"暗经"与"五不女"构成了房中求子的两个极端，或是生育文化的两个方向。而为何"暗经"直至明代才为人所知？笔者认为，在远古时期，医家记录妇产科疾病时，关注的重点不是月经异常，而是分娩带来的病痛和死亡。《汉书》中霍光夫人显说："妇人免（娩）乳大故，十死一生。"尽管这里所讨论的内容涉及相当长的历史时段，但我们面对的却是一个极为相似的身体。

注释

[1] [汉] 班固：《汉书》卷 85：谷永传，北京：中华书局，1962 年，3452 页。

[2] [南朝] 褚澄：《褚氏遗书》，郑州：河南科学技术出版社，2014 年，25 页。

[3] 熊、罴皆为猛兽。《尚书·牧誓》曰："尚桓桓，如虎如貔，如熊如罴"，喻勇士或雄师劲旅。此处指生男之兆。语本《诗·小雅·斯干》曰："大人占之，维熊维罴，男子之祥。"

[4] 《明宪宗实录》卷 264 "申溺女之禁训"。台湾历史语言研究所据国立北平图书馆（今中国国家图书馆）红格抄本微缩影印，1965 年，4476 页。

[5] [明] 万全：《万氏家传广嗣纪要》卷 1：修德篇第一，罗田县万密斋医院校注，武汉：湖北科学技术出版社，1986 年，2 页。

[6] 麒麟儿，指颖异的小孩子。杜甫《徐卿二子歌》："君不见徐卿二子生绝奇，感应吉梦相追随。孔子释氏亲抱送，并是天上麒麟儿。"

[7] 李贞德：《女人的中国医疗史：汉唐之间的健康照顾与性别》，台北：三民书局，2008 年，15 页。

[8] [汉] 班固：《汉书》卷 30：艺文志，1962 年，1778 页。

[9] 《十问》载王期见秦昭，王曰："棱（接）阴之道，以静为强，平心如水，灵路（露）内臧（藏），款以玉筴（策），心毋秫（怵）（荡）。"

[10] [汉] 班固：《汉书》卷 30：艺文志，1962 年，1779 页。

[11] 魏征等：《隋书》卷 34：经籍志，北京：中华书局，1050 页。前八种在医方类，第九种在五行类。

[12] 刘昫等：《旧唐书》卷 47：经籍志，北京：中华书局，1975 年，2051 页。

[13] 《新唐书》欧阳修、宋祁：卷 59：艺文志，北京：中华书局，1975 年，1567 页、1570 页。

[14] [荷] 高罗佩:《中国古代房内考——中国古代的性与社会》,李零、郭晓惠等译,上海人民出版社,1990年,257页。

[15] 作者丹波康赖(912年—995年),为东汉灵帝之后入籍日本的阿留王的八世孙,于日本永观二年(北宋太平兴国七年;公元984年)撰成《医心方》三十卷。

[16] [清] 叶德辉:《双梅景闇丛书》,光绪二十九年(1903)长沙叶氏郎园刊本,1903年,3页。

[17] 这个论断参见李零:《放虎归山》(增订版),太原:山西人民出版社,2008年,129页。1973年出土的与房中有关的马王堆帛书共有七种,包括(一)《养生方》;(二)《杂疗方》;(三)《胎产书》;(四)《十问》;(五)《合阴阳》;(六)《杂禁方》;(七)《天下至道谈》。

[18] 《素问·上古天真论》第一,载《黄帝内经素问校注》卷第一,郭霭春主编,北京:人民卫生出版社,2013年,7—10页。

[19] 天癸是人体肾气所产生的具有促进生殖、成长机能的体液。《甲乙经》作“天水”,王冰谓:“男女有阴阳之质不同,天癸则精血之形亦异,阴静海满而去血,阳动应合而泄精,二者通和,故能有子”。《黄帝内经素问》,嘉靖二十九年(1550)顾从德影宋刻本,北京:人民卫生出版社,2013年,9页。

[20] 日中:正午。弦望:农历每月初七、八、廿二、三和十五(有时是十六、七)。《鹖冠子·天则》曰:“弦望晦朔,终始相巡。”陆佃解:“月盈亏而成弦望”。襟袍:襟怀。谓安定心志。[荷] 高罗佩:《秘戏图考——附论汉代至清代的中国性生活(公元前二〇六年——公元一六四四年)》,杨权译,广州:广东人民出版社,1992年,60页。

[21] 《素女妙论》,原题摘红楼主人,见高罗佩所著《秘戏图考》卷2所收秘书十种。[荷] 高罗佩:《秘戏图考——附论汉代至清代的中国性生活(公元前二〇六年——公元一六四四年)》,1992年,404页。

[22] 采女问曰:交接以写(泻)精为乐,今闭而不写,将何以为乐乎?

彭祖答曰：夫精出则身体怠倦，耳苦嘈嘈，目苦欲眠，喉咽干枯，骨节懈堕，虽复暂快，终于不乐也。若乃动不写，气力有余，身体能便，耳目聪明，虽自抑静，意爱更重，恒若不足，何以不乐也。《摄生总要》曰："欲泄，急抽身起，以灵柯接阴额，缩龟咽气，存想少时，扇鼓如法，觉精动，依前提出，澄心定志，扇鼓倍之，或至一千八百之数。如彼此不倦，依法为之，行之久久，自然不泄一点矣"。[明] 洪基：《摄生总要》，载《摄生总要与双修要集》，宋书功编，长沙：湖南国际新闻出版中心，1995 年，118 页。

[23] 《摄生总要》曰：凡与之交，择风日暄和之候，定息调停，战之以不泄之法，待其情动昏荡之际，舌下有津而冷，阴液滑流，当此之时，妇人大药出矣。上则紧哑其舌，中则以左手搤其右胁，下则神惊精气泄出。吸其气和液咽之，则玉茎亦能吸其阴精入宫，如水逆直上，然后御剑，则神妙矣。夫上采舌者，谓之天池水；中采乳者，谓之先天酒；下采阴者，谓之后天酒。[明] 洪基《摄生总要》，1995 年，116 页。

[24] 《医心方》养阳第二记载一男子与多个女子性交，即青牛道士曰：数数易女则益多，一夕易十人以上尤佳。常御一女，女精气转弱，不能大益人，亦使女瘦瘠也。[日] 丹波康赖：《医心方》卷 28，高文柱校注，北京：华夏出版社，2011 年，581 页。

[25] 李贞德：《女人的中国医疗史：汉唐之间的健康照顾与性别》，2008 年，26 页

[26] [东汉] 张仲景：《金匮要略》卷下：血痹虚劳篇第六，载《金匮要略校注》，何任主编，北京：人民卫生出版社，2013 年，52 页。

[27] [隋] 巢元方：《诸病源候论》卷 3：虚劳诸病候上，载《诸病源候论校注》，丁光迪主编，北京：人民卫生出版社，2013 年，69 页。

[28] [日] 丹波康赖：《医心方》，2011 年，592 页。

[29] [明] 洪基：《摄生总要》，1995 年，116 页。

[30] 《素女妙论》第六节：大小长短篇，1992 年。

[31] 《素女妙论》第七节：养生篇，1992 年。

[32] [明] 洪基：《摄生总要》，1995 年，130 页。

[33] 注文解释道："上将，喻修真人也。御，行事也。敌者，女人也。初入房时，男以手捫女阴户，舌吮女舌，手捫女乳，鼻吸女鼻中清气，以动彼心。我宜强制而游心太清之上，委形无有之乡。瞑目勿视，自丧自心，不动其心。"[荷] 高罗佩：《中国古代房内考——中国古代的性与社会》，1990 年，265 页。

[34] [隋] 巢元方：《诸病源候论》卷 39：妇人杂病诸候三，结积无子候，2013 年，753 页。

[35] [明] 万全：《万氏妇人科》，罗田县卫生局校注，武汉：湖北人民出版社，1983 年，4 页。

[36] [日] 丹波康赖：《医心方》卷 28：求子第廿一，2011 年，591 页。

[37] [宋] 陈自明：《妇人大全良方》卷 9，田代华、宋咏梅、何勇点校，天津科学技术出版社，2003 年，203–204 页。

[38] 《摄生总要》对季节、干支的论述更加详细，有种子吉辰歌和种子凶忌歌。李济仁主编：《新安名医及学术源流考》，北京：中国医药科技出版社，2014 年，33 页。

[39] [明] 洪基：《摄生总要》，1995 年，165–166 页。

[40] 《洞玄子》曰："凡女怀孕之后，须行善事，勿视恶色，勿听恶语，省淫欲，勿咒诅，勿骂詈，勿惊恐，勿劳倦，勿妄语，勿忧愁，勿食生冷醋滑热食，勿乘车马，勿登高，勿临深，勿下坂，勿急行，勿服饵，勿针灸。皆须端心正念，常听经书。遂令男女如是，聪明智惠，忠真贞良，所谓'教胎'者也。"[荷] 高罗佩：《秘戏图考——附论汉代至清代的中国性生活（公元前二〇六年——公元一六四四年）》，1992 年，39 页。关于胎教的具体内容，详见第二章。

[41] 原文：三十时中两日半，二十八九君须算。落红满地是佳期，经水过时空霍乱。霍乱之后枉费功，树头树底觅残红。但解开花能结子，何愁丹桂不成丛。[明] 万全：《万氏家传广嗣纪要》卷 5：协期篇第五，1986 年，25 页。

[42] 陈自明还介绍了妇人怀双胎的机理，聊备参考："妇人妊娠有两胎

者何也？按古今方书并无论及此者，惟巢氏论云：阳施阴化，精气有余，故生二胎。且谓成一胎之理，其精其有几耶？今观妇人有两胎者，其精神气宇略无小异。至于数有两胎或间成两胎者，有俱男俱女者，有一男一女者。《道藏经》云求子有法，云妇人月信初止后一日、三日、五日，值男女旺相日，阳日阳时交合，有子多男。若男女禀受皆壮，则多子。一有怯弱，则少子。以此推之，理可概见焉。又妇人妊娠，男女之别何也？按《颅囟经》云：阳盛发阴，当孕成男，六脉诸经，皆举其阳；阴盛发阳，当孕成女，六脉诸经，皆举其阴。巢氏《病源》云：三阳所会则生男，三阴所会则生女。葛洪《肘后方》云：男从父气，女从母气。《圣济经》云：天之德，地之气，阴阳之至和，相为流薄于一体，因气而左动则属阳，阳资之则成男；因气而右动则属阴，阴资而成女。《易》称乾道成男，坤道成女。此男女之别也"。[宋] 陈自明：《妇人大全良方》卷 10 胎教门：娠子论，2003 年，215-216 页。

[43] [日] 丹波康赖：《医心方》卷 28，引《洞玄子》，2011 年

[44] "带下有三门，一门胞门，二门龙门，三门玉门。已产属胞门，未产属龙门，未嫁女属玉门"。[晋] 王叔和：《脉经》，载《脉经校释》（第 2 版 ），福州市人民医院校释，北京：人民卫生出版社，2009年，482 页。

[45] 就胞宫的含义来说，不仅指现代医学的子宫，还包括子宫的附件，如输卵管、卵巢等。

[46] 《素问·评热病论》第三十三，2013 年，317 页。

[47] 《素问·奇病论》第四十七，2013 年，423 页。

[48] 古典医学关于女性生理器官的讨论，可参阅李建民：《督脉与中国早期养生实践》，载《性别、身体与医疗》，北京：中华书局，2012年，12-78 页。

[49] 李零：《放虎归山》(增订版)，2008 年，130-131 页。亦见《马王堆汉墓研究文选》，湖南省博物馆编，长沙：湖南出版社，1994 年，149 页。

[50]　[荷]高罗佩:《秘戏图考——附论汉代至清代的中国性生活（公元前二〇六年——公元一六四四年）》,1992年,33页。亦有从性情而论的:"妇人之情,沈潜隐伏,何以使之动,何以知其动? 欲使之动者,如嗜酒则饮以香醪,多情话以甜语,贪财赠以钱帛,好淫则欢以伟物。妇人之心,终无所主,能见景生情,无不动也。"

[51]　[日]丹波康赖:《医心方》卷28,2011年,584页。

[52]　[明]万全:《万氏家传广嗣纪要》卷5:协期篇第五,1986年29-30页。

[53]　李贞德:《女人的中国医疗史:汉唐之间的健康照顾与性别》,2008年,17页。

[54]　素女曰:男女交合,男有五伤:一者,男与女交合之时,泄精少者,为气伤;二者,交合之时,精出而勃者,为肉伤;三者,交合之时,泄精而多者,为筋伤;四者,交合之时,精出而不射者,为骨伤;五者,交合之时,玉茎不坚,虽坚而不久者,为肾伤。已上五者,皆因泄精过度,致伤身体,可不畏哉!《养生经》云:精清者,肉伤;精血者,筋伤;精赤者,骨伤。如此伤者,病乃生焉。又曰:女有五伤之候:一者,阴户尚闭不开,不可强刺,强则伤肺;二者,女兴已动欲男,男或不从,兴始交则伤心,心伤则经水不调;三者,少阴而遇老阳,玉茎不坚,茎举而易软,虽入不得摇动,则女伤其目,必至于盲;四者,女经水未尽,男强逼合则伤其肾;五者,男子饮酒大醉,与女子交合,茎物坚硬,久刺之不止,女情已过,阳兴不休,则伤其腹。[明]万全:《万氏家传广嗣纪要》卷5:协期篇第五,1986年,28-29页。

[55]　[明]李渔:《肉蒲团》第三回,日本宝永刊本,1705年,23-24页。

[56]　[明]洪基:《摄生总要》,1995年,162页。

[57]　[明]洪基:《摄生总要》,1995年,164页。

[58]　[明]万全:《万氏家传广嗣纪要》卷1:修德篇第一,1986年,1页。

[59]　[明]万全:《万氏家传广嗣纪要》卷1:修德篇第一,1986年,1页。

[60]　尝见男子近女一宿数度,初则精,次则清水,其后则是血,败之甚

矣！女子之血谓之七损，上为乳汁，下为月经，交合浸淫之水与夫漏浊、崩中、带下之物，皆身中之血也。加以生育之多，岂不败而又败哉？此求子之道，男子当益其精，女子当益其血，节之以礼，交之以时，不可纵也。[明]万全：《万氏家传广嗣纪要》卷2：寡欲篇第二，1986年，8页。

[61] 廖宇：《道教视野下乏嗣原因考》，《兰台世界》2015年第21期，80–82页。

[62] 张介宾（1563年—1640年），字会卿，号景岳，别号一通子，今浙江绍兴（山阴）人。在京师拜名医金英（字梦石）为师。不仅研习医学，对兵法、天文、地理、音律、数学亦深有研究，著有《类经》《类经图翼》，晚年编成《景岳全书》六十四卷，另著《质疑录》一卷。《妇人规》是《景岳全书》中的妇科专篇，共二卷，引用二十二名医家论著，阐明己见，附三百首方剂。

[63] 参见王立：《〈景岳全书〉房中论述评析》，《江西中医药》1998年第2期，45–47页。关于房中术的历史分期，宋书功提出第一个时期是先秦两汉时期，这一时期以节欲保精之说为宗旨；第二个时期是汉末魏晋以降，直至隋唐五代时期，这一个时期的房中学著作过多地宣扬了"数数御女"，闭精不泄，还精补脑之说，因此以纵欲固精为其特点；第三个时期是宋元明清时期，这一个时期由于程朱理学"存天理，灭人欲"的思想统治的影响，以及"不孝有三，无后为大"这一封建道德观的作用，因此房室文化遭禁抑和房中求嗣研究就成为这一时期房室学说的特点。当然这不是绝对的，在方术道士和一些封建士大夫中，仍存在还精补脑采阴补阳之说的研究。宋书功：《杏林漫录》，北京：中医古籍出版社，2014年，141页。

[64] 这种考虑是必要的。李伯重：明代江浙大户人家的主妇对婢妾采用某种方法，使之不能与主人发生性行为并为之生育后代的情况，则一直存在。张明弼《萤芝全集》卷4《削鼻班记》所载，在明末江苏金坛县的奴变中，造反的奴仆在声讨主人罪行的檄文中就说道："主妇妒，则有锻楟阴私，薅毛缝皮，丑痛之声，流闻于外"。

[65] [明] 张介宾：《景岳全书》卷 39，夏之秋等校注，北京：中国中医药出版社，1994 年，469 页。

[66] [明] 张介宾：《景岳全书》卷 39，1994 年，471 页。

[67] [明] 岳甫嘉：《妙一斋医学正印种子编》，北京：中医古籍出版社，1986 年。

[68] 现代医学认为，排卵多发生在下次月经来潮前 14 日左右。卵子排出后，经输卵管伞部捡拾、输卵管壁蠕动以及输卵管黏膜纤毛活动等协同作用进入输卵管壶腹部与峡部连接处等待受精。排出的卵子若受精，方能完成减数分裂，同时排出第二极体，形成受精卵。排卵后 12～24 小时卵子即失去受精能力。精子进入女性生殖道可存活 3～5 日，因此，排卵前后 4～5 日为易孕期，其余时间视为安全期。参见沈铿、马丁主编：《妇产科学》，北京：人民卫生出版社，2015 年，22 页，408 页。

[69] [明] 张介宾：《景岳全书》卷 39，1994 年，471 页。

[70] [明] 张介宾：《类经》，类经附翼，北京：中国中医药出版社，1997 年，682 页。

[71] 马大正：《中国妇产科发展史》，太原：山西科学教育出版社，1991 年，208 页。

[72] 岳甫嘉，字仲仁，号心斋，又号妙一斋主人，江苏兰陵（今江苏武进县）人，先习儒，后业医，晚年以撰医书自娱。《正印编》共十六种，计《种子全编》《保婴全编》《顺老全编》《男科证治全编》《女科证治全编》《家居慎疾良方》《旅邸便易良方》《读书辛苦良方》《仕宦勤劳良方》《行军济变良方》《急救危疾良方》《外科枢要良方》《眼科指迷良方》《脉理简明指掌》《药性辩真总释》《食物辩真总释》等，书目俱在，见存者仅《种子编》和《女科证治全编》两种。

[73] "医学化" 一词，参考了 [美] 约翰·伯纳姆：《什么是医学史》，颜宜葳译，张大庆校，北京：北京大学出版社，2010 年，6 页。

[74] [汉] 毛亨传，[汉] 郑玄笺，[唐] 陆德明音义：《毛诗传笺》，孔祥军点校，北京：中华书局，2018 年，381－382 页。

[75] 樊友平，朱佳卿主编：《中医男科学史》，北京：中医古籍出版社，2013 年，246 页。

[76] [明] 万全：《万氏家传广嗣纪要》卷 3：择配篇第三，1986 年，13 页。

[77] "鼓"字即有如蒙鼓皮，无窍可通之意。

[78] "五不女"之"脉"包括了现代医学中的先天性无子宫，始基子宫或子宫内膜缺乏及部分染色体疾病。

[79] [明] 万全：《万氏家传广嗣纪要》卷 3：择配篇第三，1986 年，13 页。《灵枢·五音五味》曰："黄帝曰：其有天宦者，未尝被伤，不脱于血，然其须不生，其何故也？岐伯曰：此天之所不足也，其任冲不盛，宗筋不成，有气无血，唇口不荣，故须不生。"张景岳注："天宦，谓身为男子，而终身无须，若天生之宦官然，故曰天宦。"张志聪曰："天宦者，谓阉不生，前阴即有而小缩，不挺不长，不能与阴交而生子，此先天所以不足也。"王冰在《玄朱密语》卷 10提出"五不男：天、犍、漏、怯、变也"，与《广嗣纪要》有所不同，但先天性发育不全的宗旨应是一致。据万全所说，"五不男""五不女"源自道家著作《金丹节要》，并未提到《玄朱密语》，前者现已不传。

[80] 类似的，《摄生总要》164 页曰："所谓种子者，须择女子性行温良，慈裕无骄妒之态者，为之配合，不惟要得其嗣，抑亦生子端正，而有异乎人也。"

[81] [英] 克里斯·希林：《身体与社会理论》(第 2 版)，李康译，北京：北京大学出版社，2010 年，44 页。

[82] 范譞：《消解与重构——西方社会理论中的身体概念》，北京：中国社会科学出版社，2018 年，180 页。

[83] [明] 李时珍：《本草纲目》人部卷 52，钱超尘，温长路，赵怀舟等校，载《金陵本〈本草纲目〉新校正》(下册)，上海科学技术出版社，2008 年，1826–1827 页。

[84] [晋] 王叔和：《脉经》，载《脉经校释》，福州市人民医院校释，北

京：人民卫生出版社，1984 年，484–486 页。

[85] [明] 江瓘著，[清] 魏之琇撰：《名医类案正续编》，太原：山西科
学技术出版社，2013 年，618 页。

[86] [清] 陈士铎：《外经微言》救母篇，载《陈士铎医学全书》，柳长
华主编，北京：中国中医药出版社，2015 年，8 页。

[87] [清] 吴本立：《女科切要》卷 1：调经门，余德友点校，北京：中
医古籍出版社，1999 年，2 页。

[88] 古代女性哺乳期普遍较长，有据可循。《普济方》卷 36"婴孩"条"所
谓哺乳二周三岁，则益其体"，并批评"今人未周夺其乳，入月恣
肥甘，岂不致疾"。中国自古就有乳哺三年的礼俗，并将其视为为
父母服丧三年的依据，清代江南劝善书《几希录》"父母"条载陈
成卿文引时谚说："十月怀胎娘辛苦，三年哺乳母勤劳"。

[89] [晋] 陈延之：《小品方》，载《小品方辑校》，高文柱辑校，天津：
天津科技出版社，1983 年，6 页。

[90] 四部丛刊本《震川先生集》卷 25：先妣事略。明清江南地区，堕
胎十分普及，参见李伯重的论文：《古代江浙药物节育方法及其运
用》《古代江浙非药物节育方法及其运用》《古代江浙节育知识的传
播渠道》《明清江浙人民的生育观念》，收录于李埏、李伯重、李伯
杰：《走出书斋的史学》，杭州：浙江大学出版社，2012 年，177–
212 页。

[91] 约翰·鲍尔：《女性经济论集》（John Power.Essays on the Female
Economy[M]. London：Burgess and Hill），1821 年，11 页。

妊娠：确定或是犹疑

　　妊娠是胚胎和胎儿在母体内发育成长的过程。孕妇体内各个系统以一系列复杂的适应性生理性改变,为一个受精卵发育成具备各项生命机能的胎儿并顺利分娩做出准备。这一切在古代都是神秘莫测的,回到 14 世纪,埃及人曾利用尿液来检测妊娠:每日用待查妇女的尿液浸湿装有大麦和小麦的布袋,发芽与否证明妊娠有无,且大麦发芽为女胎、小麦发芽为男胎。20 世纪初期,德国学者证明了孕妇尿中含有促性腺激素,并叙述了检测早期妊娠的具体方法,称为 A-Z 实验[1]。如今,早期妊娠的诊断要依赖更多的信息[2]。令我们疑惑的是,在中国古代社会,生化检验与超声图像尚不可得,一系列症状又是如此复杂而模糊。在这样的情形下,妊娠是如何被知晓的,或者说,妊娠需要被知晓吗?

妊娠如何被知晓

明代的医书《济阴纲目》记录了一则主妇嫉妒，欲使家中有孕侍女堕胎，众人误诊，名医力挽狂澜的病案。

> 吕沧州治经历哈散侍人，病喘不得卧，众作肺受风邪治之。吕诊之：气口盛于人迎一倍，厥阴弦动而疾，两尺俱短而离经，因告之曰：病盖得之毒药动血，致胎死不下，奔迫而上冲，非风寒作喘也。乃用催生汤加芎归，煮二三升服之，夜半果下一死胎，喘即止。哈散密嘱曰：病妾诚有怀，以室人见嫉，故药去之，众所不知也，众惭而去[3]。

这个病案涉及妊娠诊断的失误。因病人刻意隐瞒了怀有身孕的信息，导致众多医生误以为是肺受风邪。识破其中蹊跷的征象是"厥阴弦动而疾，两尺俱短而离经"的脉象。似乎技术高明的医生仅凭脉象就能判断有孕与否乃至胎儿死生，而一般的医生在信息较少的情况下则很容易误诊[4]。从脉象判断死胎，历来带有传奇色彩。早期如《三国志》的华佗医案："故甘陵相夫人有娠六月，腹痛不安，佗视脉，曰'胎已死矣'。使人手摸知所在，在左则男，在右则女。人云'在左'，于是为汤下之，果下男形，即愈[5]。"华佗不仅用汤药排下死胎，还预测了胎儿的性别，只是未记录具体的脉象。《后汉书》中华佗为李将军妻诊脉，认为"伤身而胎不去"，也没有提到是何脉象。李将军说死胎已下，华佗强调"案脉，胎未去也"。百余日之后，夫人病进，华佗再次诊脉，曰："脉理如前，是两胎。先生者去血多，故后儿不得出也"，并用针刺加汤药促使死胎排出。前四史为医家留有的篇幅有限，却以浓墨重彩叙述，似乎并非说明汉代的脉诊技术已臻成熟，反而表明了脉诊的难于掌握。恰如《后汉书》所称"佗之绝技，皆此类也"。

脉诊验胎史料钩沉

在殷墟出土的 4 万多片甲骨中，涉及生育的有 857 片[6]。例如妇好墓中"辛丑卜，壳贞：妇好有子？三月"的卜辞。在辛丑这一天占卜，从甲骨裂纹推知，妇好已经妊娠 3 个月了。而在唐以前的医书中，以脉诊判断妊娠的论述颇多。前文所举病案尚属特殊，却引起我们的兴趣，即一般情况下，医生能否准确诊断妊娠，以及如何诊断。笔者翻检医籍后发现，脉诊验胎的史料烦冗，总以《素问》《灵枢》《难经》为源头。

第一种脉象为"手少阴脉动甚"，始见于《素问·平人气象论》第十八，即"妇人手少阴脉动甚者，妊子也[7]"。《灵枢·论疾诊尺》亦云："女子手少阴脉动甚者，妊子。"手少阴属心，足少阴属肾，肾主精，心主血，精血交合，乃能有子，故手少阴动甚为妊子之脉。对于"手少阴脉"，后世却众说纷纭，大致有三种解释[8]。较早如王冰注，认为指神门穴处的动脉，注云："手少阴脉，谓掌后陷者中，当小指动而应手者也……动谓动脉也。动脉者，大如豆，厥厥动摇也[9]。"张介宾在《类经·孕脉》的注释引用了王冰关于手少阴脉位置的描述，并补充说："盖指心经之脉，即神门穴也，其说甚善[10]。"第二种说法见于马莳的注释，指左寸部，他说："左寸部属于手少阴心经，而手太阳小肠之脉，为之表里。《脉赋》云：太阳大是男，故知手少阴之动甚者，为妊男子也。"《医宗金鉴·四诊心法》要诀云："妇人有子，阴搏阳别，少阴动甚，其胎已结。"注曰："或手少阴心脉独动而甚者，盖心主血，血主胎，故胎结易动甚也[11]。"第三种观点则指两寸口脉的尺部，如高世栻注："少阴尺脉也……两手少阴脉动甚者，则知肾气有余，感天一所生之气，故妊子也。"又曰："新校正云：按全元起本作足少阴。"姚趾庵注："全元起本作足少阴，而此云手少阴，于义皆通。盖手少阴心也，足少阴肾也，肾主精，心主血，精血交合，乃能有子，故少阴动甚为妊子之脉。"

第二种脉象为"阴搏阳别"，亦始见于《素问》，表述十分简略，只有"阴搏阳别，谓之有子"[12]一句，关于阴、阳的具体含义也并无统一的意见。有人认为阴搏阳别指少阴、阳邪，如张介宾《类经》"孕脉"云："阴，如前手少阴也，或兼足少阴而言亦可。盖心主血，肾主子宫，皆胎孕之所主也。搏，搏击于手也。阳别者，言阴脉搏手，似乎阳邪，然其鼓动滑利，本非邪脉，盖以阴中见阳而别有和调之象，是谓阴搏阳别也[13]。"这种"阴中见阳而有和调之象"的解释，颇合《内经》脉法。第二种观点是阳寸阴尺说，以王冰《重广补注黄帝内经素问》为代表。如曰："阴谓尺中也。搏，谓搏触于手也。尺脉搏击，与寸口殊别，阳气挺然，则为有妊之兆。何者？阴中有别阳故[14]。"林之翰《四诊抉微》引王宏翰曰："细绎《内经》并诸家之论，谓阴搏阳别，则尺脉搏击于手者，乃数滑有力，而寸脉来微，有别异于尺，则是寸脉来微殊，别于尺脉之滑数，是有子之象也……此节之经文，乃寸微尺数之旨也[15]。"按两尺脉属肾属阴，而肾主胞胎，故两尺脉滑数搏指异乎寸脉阳部的，便是妊娠胎气鼓动之象。《古今图书集成》载："阴搏者，尺脉滑利而搏击应手也。阳别者，与寸口之阳似乎别出而不相贯，此当主有妊。盖有诸内，是以尺脉滑利如珠也[16]。"因此，也有人认为滑脉即是"阴搏"在现代的称谓[17]。这种学说，经后世医家实践，认为是比较可靠的，成为医家诊断早期妊娠的依据。

《素问·腹中论》："何以知怀子之且生也？岐伯曰：身有病而无邪脉也[18]。"这是第三种有代表性的妊娠脉象。所谓"且生"，吴昆注曰："生者，无后患之意"，此注极是。凡已婚妇女，素来经行正常，突然闭经，伴以恶嗜酸而脉来冲和绝无弦芤涩等病脉征，有妊娠的可能。张山雷曰："身有病者，谓妇人不月，岂非病状，且多有食减、呕恶之证……但以脉察之则调而有序，不见其病，是为怀子无疑。""身有病"应该是指早期妊娠反应所产生的一系列症状，而脉象却不表现出病脉来。这些论述一直成为诊断妊娠的主要依据。一些与妊娠类似的病证，因"状如怀子"，需要仔细鉴别，如《灵枢·水胀》提到的"肠覃"与"石瘕"[19]、《金匮要略》

中的"癥病"[20]、《脉经》中的"下利闭经"[21] 等。

"浮沉正等"是继《素问》《灵枢》之后的第四种脉象，王叔和《脉经》："三部脉沉浮正等，按之无绝者，妊娠也[22]。"滑伯仁《诊家枢要》曰："三部脉浮沉正等，无他病而不月者、妊也[23]。"林之翰《四诊抉微》引王宏翰曰："按脉浮沉正等者，即仲景所谓寸关尺三处之脉，大小浮沉迟数同等也[24]。"王叔和所讲之"三部浮沉正等，按之不绝，有娠也"，即仲景《金匮要略·妇人妊娠病脉症并治》所论"妇人得平脉"的引申。所谓"得平脉"，即身虽病而脉仍正常之谓[25]。已婚女性若月经既往规律而突然闭经，无论有无其他症状或反应，都应考虑妊娠的可能，与身有病而无邪脉的论点相一致。到了宋代，太医局在妇产科理论的考试中还曾以"三部沉浮正等，按之无断绝者有娠"为题[26]。

古代医家过度依赖脉诊，造成的结果就是其他诊断方式遭到忽视。施发的《察病指南》反映了时下的批判："医之为学，自神圣工巧之外，无余说。今人往往遗其三而主其一。一者何？切而知之，谓之巧也。然亦曷尝真见其所谓巧者，特窃是名以欺世耳[27]。"医家张子和治疗一位妇人，未嫁时"心下有冷积如覆盆"的症状，为人妇十五年不能生子，"其夫欲黜之"。张子和为她诊脉，脉象沉而迟，尺脉洪大有力，张子和当即判断"非无子之候也"，以三圣散、白术调中汤、五苓散、四物汤等药为其调治，数年而孕二子。与此类似，少傅颍阳许相公的如夫人求子十二年未果，医生仅以"六脉和缓，两尺大而有力"即断为"宜子之象"，转而调治男子，许相公服药不到一年而得子[28]。脉诊，在如上两个病案中的应用已超出了我们谈论的妊娠诊断的范围，其应用更加广泛，不仅能够判断女子妊娠与否，还可以预测长期不孕的女子是否具有妊娠的可能。

脉法与性别

与妊娠脉诊相关的另一个问题是脉法所蕴含的性别因素。有关男女脉象的差异在《难经》中已有论述。《难经·十九难》云："经言脉有逆顺，男女有常。而反者，何谓也？然，男子生于寅，寅为木，阳也；女子生于申，申为金，阴也。故男脉在关上，女脉在关下。是以男子尺脉恒弱，女子尺脉恒盛，是其常也。反者，男得女脉，女得男脉也[29]。"导致男女脉象区别的根本因素是男女的身体差异。在寸口三部脉的表现，两性亦有差别。袁崇毅用男主气女主血的观点解释"男子尺脉恒弱，女子尺脉恒盛"："男子阳气盛，气盛则上达，且肺为多气行气之脏，居于高原之上部，所以上部之寸脉恒盛矣。女子阴血盛，血性下注，且肾为行水生水之脏，居于极底之下部，所以下部之尺脉恒盛也[30]。"男女生理也具有了不同的阴阳术数属性。

汉晋时期，妇产疾病常见脉象记载，隋唐时期较少。张志斌认为，这可能与唐代医书大多以方书形式出现有关。但并不意味着脉诊在妇产科疾病的诊断中被取缔，后世医著仍然很重视脉诊内容。至明清时期，发展成妇产科专门脉学[31]。

明清一些医家将妇人脉诊视之为有效的诊断方法，

如王肯堂在《证治准绳·女科》中收录了《脉经》中有关妇人疾病的脉诊内容；虞抟的《医学正传》中详分妇人月经、胎前、产后各时期的脉象；张景岳在《妇人规》中收入了《内经》中几乎所有关于脉诊的内容；李梴《医学入门》、武之望《济阴纲目》、李时珍《濒湖脉学》等又将其以歌诀的形式呈现[32]。而关于妇人脉诊论述的所涉范围更加丰富，模式也比较固定，如萧廉泉的《医脉摘要》先后介绍了妇人常脉、异常月经脉、各种胎脉、凭脉辨男女、月份判断、预测生产吉凶等几个方面的知识。

妇人两尺盛于两寸，常也。若肾脉沉涩，或肝脉沉紧者，经闭不调也。尺脉微迟，为居经，月事三月一下，血气不足也。尺大而旺、搏指有力者，孕也。三部浮沉相等、无他病而经停者，亦孕也（原注：两寸浮大、两关滑利、两尺滑实而带数，此胎脉也）。左寸动滑，左尺实大，为男；右寸动滑，右尺实大，为女（原注：寸动男，尺动女。寸口滑实为男，尺中滑实为女。两寸俱滑实，为双男。两尺俱滑实，为双女。左寸右尺俱滑实，为一男一女）。若体弱之妇，尺内按之不绝，便是有子。月断病多，六脉不病，亦为有子。妇人不月，脉滑而代者，两月胎息也；滑疾而散者，胎已三月也；重手按之滑疾不散者，五月也；妊娠脉实大者，吉；沉细者，难产；脉革者，坠胎；离经者，产期[33]。

　　这段文字对于推测胎儿性别的脉象描述显然占了较多的篇幅。从脉象辨男女，《脉经》已有之[34]，《妇人大全良方》认为"诸阳脉皆为男，即浮大、疾数、滑实之类是也，当怀男子。诸阴脉，即沉细之类是也，当怀女子"。此后凡论妇人脉诊的医书大多记载了判断胎儿性别的方法，这些方法不尽相同，准确程度也不得而知。可以说，从妇人脉象判断怀胎男女的做法，实是将男女的生理差异由成年时期推至胎儿时期。而除脉诊之外，更有许多预测的办法。"凡怀男孕，动在三月，阳性早也。孕妇脐必突，按之颇实，两乳甚黑。男面母背而怀，背脊抵腹，其形圆如釜，母腹故硬。女孕动在五月，阴性迟也。妇脐软，乳头虽黑不甚，女面母腹而怀，足膝抵腹，下大上小，其形如箕[35]。"《脉经》曰："妇人妊娠，其夫左乳房有核是男，右乳房有核是女也"[36]。《备急千金要方》曰："遣妊娠人面南行，还复呼之，左回首是男，右回首是女也。又法，妇人妊娠，其夫左乳房有核是男，右乳房有核是女[37]。"

　　林之瀚的《四诊抉微》"妇人妊娠诊分男女脉法"列举了《素问》中《阴阳别论》《平人气象论》《腹中论》的脉诊条文，并附王叔和、王冰、全元起、陈自明等医家的注释，而对脉诊判断胎儿性别的解释颇能自圆其说。

　　　　朱丹溪言男受胎在左子宫，女受胎在右子宫，斯言大契，是说也。盖男胎在左则左重，故回首时，慎护重处而就左也。女胎在右则右重，故回首时，慎护重处而就右也。推之于脉，其义亦然。胎在左，则血气护胎而盛于左，故脉亦从之，而左疾为男，左大为男也。胎在右，则血气护胎而盛于右，故脉亦从之，而右疾为男，右大为女也。亦犹《经》云：阴搏阳别，谓之有子。言受胎处在脐腹之下，则血气护胎而盛于下，故阴之尺脉鼓搏有力，而与阳之寸脉殊别也。又如：痈疽发上，则血气从上而寸脉盛；发下，则血气从下而尺脉盛；发左，则血气从左而左脉盛；发右，则血气从右而右脉盛也。丹溪以左大顺男，右大顺女，以医人之左右手言，盖智者之一失也[38]。

古人如此热衷于辨别胎儿性别，原因为何？如果是不欲女婴降生，提前堕胎，恐怕病家不会冒这个风险；如果仅仅作为医生脉诊技术的展现，又似乎没有必要。但无一例外，医家们都没有说明这样做的意图。

除脉诊外，医籍中还保留了许多辅助的验胎法。如《妇人大全良方》"胎教门"中收录的"验胎法"："妇人经脉不行已经三月者，欲验有胎，川芎（生，不见火）为细末，空心浓煎艾汤调下方寸匕，觉腹内微动，则有胎也[39]。"这种方法与现代运用刺激受孕子宫的药物使之收缩增强以测验胎动的方法，颇有相似之处。《丹溪心法治要》卷七、李时珍《本草纲目》"芎䓖"条下、王化贞《产鉴》[40]、万全《广嗣纪要》、赵献可《邯郸遗稿》、张介宾《景岳全书》等均保留了此法。

清人周学海在《读医随笔》中谈道："曾诊一人，其尺部沉细而驶，指下似滑，短居关后，不能上寸，三部脉俱不扬，起伏甚小，诊于八九月之期，仅似初孕二三月者，别无奇怪之处，气血不足之妇，多有此脉。当时殊不知为鬼胎也，其后屡次腹痛欲产，而腹渐消索矣，亦无他病[41]。"他首次介绍了假孕脉象和症状，对于妊娠的鉴别诊断具有较高的参考价值。周氏在《脉义简摩》中感叹"孕脉最难辨"。孕脉难辨，而以脉来预测男女和单胎双胎则更为困难。脉诊是四诊中之一，医生诊察疾病时，要善于综合运用分析，莫可执一为论[42]。清代心禅和尚在《一得集》中说："四诊之法，惟脉最难。然亦惟脉为最可凭也[43]。"

闵齐伋为《女科百问》所书的序中，反映了明代妇人脉诊在具体实施时遇到的障碍，因男女授受不亲，病人信息辗转相传而致谬误。

　　盖医之候病止于四术，而切脉为下。然望闻问三事，可施诸丈夫、婴儿，而每穷于女妇。彼朱门艳质，青琐静姝，謦咳莫聆，色笑谁觌。望与闻既以嫌远矣，所恃问之一道而。其受病也，不于床笫不可说之地，则为悒郁莫能喻之惊。其为证候也，非关经产，即属带淋，可云某事曾否有无、某处如何痛痒、某物若为色状？问之则医危，不问则病危，虽然，胡可问也。于是病者择言而授指姁妪，姁妪展转而传语主人，主人未言先赪其面，欲言更恧其词，乌三变而成白，尚有真病入于先生之耳哉？三指之下所得几许，又安能浅深细按，如丈夫、婴儿之得从容谈笑以究其故也[44]？

至此，我们可以尝试勾勒出妊娠诊断的发展轨迹。一方面，早期医籍如《素问》《灵枢》《脉经》等提出的妊娠脉象简洁、笃定却又模糊，致使后世分化出许多解说。奇怪的是，医家似乎并不热衷于探索唯一、明确的诊断方法，他们所做的只是在编写医书时照录前人学说，并不断补充新的辅助验孕手段，于是出现了妊娠诊断方法愈趋繁复而误诊又时有发生的局面。另一方面，男女的生理差异从《难经》起即受到了关注，加之医家对于脉诊的重视，明清时期发展出丰富的妇人脉法，不仅用于诊病验胎，还用于辨胎儿男女。同时，在宋以后，男女社会性别的差异也日益强化，源于《备急千金要方》"妇人之病比男子十倍难疗"的呼声渐从病理现象与女性的情感因素转化为儒家男女有别规范下的礼法因素，随时间推移，愈到近世对后者呼声愈烈。医籍之中，对无法取得女性病人及家属信任的抱怨之声也越来越多。这些因素都在某种程度上阻碍了妊娠诊断走向精确化与规范化的进程。

妊娠本质的疑问

女性妊娠至少涉及几个层面的内容，例如妊娠何以发生，胎儿何以形成，妊娠所表现的症状和体征、妊娠的事实何以确定。前两个层面的对象是抽象的病证，第三个层面涉及具体的人。对于妊娠何以发生，《素问·上古天真论》曰："女子……二七而天癸至，任脉通，太冲脉盛，月事以时下，故有子[45]。"说明女子发育成熟后，月经按期来潮，就有了孕育的能力。受孕的部位在胞宫，而受孕的机制在于肾气盛，天癸至，任通冲盛。《灵枢·决气》曰："两神相搏，合而成形。"说明月事以时下的女子和精气溢泄的男子两性相交，两精结合，就能构成妊娠。这些说法成为后世医家对于妊娠的基本认识。而从"两精相搏"到"合而成形"的一系列变化因医疗技术的局限而一直没有深入探索。清咸丰年间，英国传教士合信著《全体新论》，介绍了当时西方医学对于妊娠本质的认识："男精入子宫，透子管，子管罩子核，子核感动，精珠迸裂，阴阳交会，复入子宫。结成胚珠，子管渐大，胚珠渐行，数日之内，行至子宫，生胶粒以塞子宫之口，是为受胎[46]"。

虽然现代的男性医者可以检查女性的子宫，但却无法体验其感受，因此男性医者所获得的职业理解是客观而非主观的。在希腊医学中就已经出现了这样的问题：这些间接经验是否足够了呢？男性医者是否需要求教于女性以获得对其经历和疾病的真实的移情式理解呢？米歇尔·福柯（Michel Foucault）在《临床医学的诞生》一书中谈道：

> 询问一种疾病的本质，就如同"询问一个词语的本质有什么性质"。某个人咳嗽，吐血，呼吸困难，脉搏急促猛烈，体温升高；有

如此之多的直接印象，也可以说是有如此之多的字母。它们合在一起构成了一种疾病，即胸膜炎："但是，什么是胸膜炎呢？……它是这些构成它的偶然因素的会聚。胸膜炎这个词不过是以一种更简略的方式复述它们。""胸膜炎"除了这个词本身之外不含有其他任何东西；它"表达的是一种头脑中的抽象"；但是，与词语一样，它是一个界定完善的结构，一个复杂的形象，"它把所有偶然因素或几乎所有的偶然因素都结合起来。如果缺少一种或几种，它就不再是胸膜炎，至少不是真正的胸膜炎"。疾病与名称一样被剥夺了实际存在，但是，它与词语一样被赋予了一种构型。存在状态的唯名论归纳解放了一种永恒的真理[47]。

这段文字表明，在临床医学实践中，作为能指的病症与作为所指的疾病本身的脱节。我们当然可以尝试将文中的胸膜炎替换为妊娠，将咳嗽、吐血、呼吸困难等症状替换为停经、恶心呕吐、腹痛、水肿、便秘以及种种脉象，而当我们真的这样做了，便会产生另外一个问题：什么是疾病？妊娠是否可以作为一种纯粹的疾病现象来讨论？显然，医生记录妊娠误诊病案与记录其他病案没有本质的区别，但当他们运用各种办法分辨胎儿男女时又绝非出于医疗的目的，他们解释妊娠时谈论自然与宇宙的话语比其他疾病都要多。可以说，古代妊娠一直徘徊在医学化的边缘，是一个偶尔医学化的自然事件。

与妊娠相似的是古人对于死亡的认识。生与死的界限在哪里？《礼记·既夕礼》曰："……疾病外内皆埽，彻亵衣，加新衣，御者四人皆坐持体，属纩以俟绝气"。同样记载见于《礼记·丧大记》，郑玄注："纩，今之新绵，易动摇，置口鼻之上以为候。"在《荀子·礼论》则作："紸纩听息之时。"以棉絮放置鼻前以验微小气息之有无，这种做法是危险的，因此《礼记·问丧》又曰："或问曰死三日而后敛者何也？……日三日而后敛者以俟其生也，三日而生不生亦不生矣……"。等候三天再入殓，显然为前之验死法必要的补充。不唯古代中国，直到18世纪，西方人对死亡的认识仍然充满不确定性。18世纪，一位被如何区别真正死亡和表面死亡的问题所困扰的医生讲述了一个有关死亡与情欲的故事。随后产生了有着巨大分歧的两种解释（相隔50年）。

曾拥有贵族身份的年轻僧侣为旅店店主夭折的女儿守夜。在恋尸癖的驱使下，他对美丽的、栩栩如生的身体犯下了罪责。他羞愧离去，而少女却在埋葬的时刻苏醒过来，几个月后她生下了一个婴儿。贵族青年重回故地，听闻此事后向少女求了婚。"只有科学的测试才能确定一个人是否真正死亡，即使根据对身体仔细的接触做出的判断也可能出错。"而少女的昏迷又对当时"只有出现兴奋状态的女性才会受孕"的"常识"造成了冲击。故事的寓意便从死亡判断转移到性愉悦与受孕的关联问题：究竟是少女通过假昏迷来逃避罪责，还是兴奋状态同受孕没有关系，甚至不必有知觉[48]。

中国最早的医案可以追溯到两千年前，但直到宋代，完整的医案仍然极其罕见，直到明清时期，涌现的医案类著作向我们展示出现实生活中的女性病人及其家人、医者的行为，使我们得以洞察正统医学的复杂性及其是如何解释、运用的。《广嗣纪要》记载了一则医案。

> 徽州商人吴俨妻汪氏，年三十余，末子二岁，正食乳，经水未行。一日因与夫争言激怒，得呕逆病，食入随吐，凡所食物，鼻中即和其食臭。请过二医，俱用反胃之药，治之不效，请予治之，其脉左三部沉实搏手，右三部脉平。予曰：此有孕脉也，当生二男。汪曰：我生过三子，皆三岁而后娠，今小儿方二岁，经又未动，不是娠也。只因与我官人讲口，便有此病。予曰：身自有娠，且不知之，况医人乎，宜其服药而不效。盖怒伤肝，肝传心，诸臭皆属于心，心传脾，故随所食之物，即作其物气出也。呕逆食臭，皆肝心二脏之火炎上之象也，以黄芩一两，黄连、白术、陈皮、香附（童便炒黑）、白茯（苓）各五钱，砂仁（炒）二钱。共为末，神曲糊丸，绿豆大，每五十丸，白汤下，未五日而安，后生双男[49]。

医案中的妇人汪氏每隔三年有一次身孕，在第四个孩子哺乳期还未结束、她的月经还未到来时，她再一次妊娠。延请的前两位医生被病人情绪波动的表现迷惑，发生误诊。随后万全以"其脉左三部沉实搏手，右三部脉平"判断汪氏有孕，并预言她会生下两个男孩儿。这则病案与本节开篇华佗、婢妾的案例类似，但并不能说明误诊时有发生。古代医家记写医案是选择性记录，记难不记易、记变不记常。我们看不到所选医案代表的"总体"，只能看到"样本"，这些样本又不是从总体中随机抽取的，而是选择性记录和保留的，因而不可能真实反映"总体"的情况，甚至具有逆向提示的意义[50]。加之，妊娠是否属于严格意义上的疾病尚无定论，这两方面的原因使得我们既无法得到大多数女性的就诊记录，也无法像《怀孕文化史》那般展现女性的声音。因此，对于古代女性最保守的说法：只有当她生下了孩子，她的妊娠才可以确定。

经脉：从远古到近代

"将马王堆帛书《足臂十一脉灸经》《阴阳十一脉灸经》及张家山汉简《脉书》与今本《黄帝内经》进行比较后发现，在西汉时期，经脉学说已经形成了一个足以解释人体全身各部分之间的相互联系、类似于现代医学循环生理内容的理论体系[51]。"一方面，《灵枢·经脉》关于十二经脉循行的描述与《难经》中关于"奇经八脉"的记载共同组成了经脉学说的基本框架，并一直沿用至今；另一方面，《脉经》记载的二十四种脉象（表2-1）成为"生命语言的基本词汇"，两千年来，历代医生所做的改变，如将脉象的数目扩增至二十八，甚至三十二，不过是奠基于典籍之上的微小调整[52]。后者直接决定了医家对于妊娠的判断方式，而前者则与古代医学对女性整个妊娠过程中的身体认识密切相关。

在成书于战国至西汉的医学经典《灵枢》中，已能看到成熟的经脉学说体系。此后的两千年中唯见使用与印证。经脉学说原本并不是一种纯粹的理论体系，而是对一种生命现象的记述。但这一学说产生之后，对于整个中国传统医学的基本特征、发展方向等均起到了至关重要的作用[53]。廖育群将脉象的发展大致分为三个阶段：首先是分经候脉，马王堆帛书言各脉主病时，皆称是动则何如。这种脉法与经脉学说的关系最密切，至东汉张仲景的《伤寒论》中仍保留有足背"趺阳脉"诊候胃气的具体方法，至今仍为少数医家使用。其次是独取寸口，只取手桡侧动脉的诊脉方法。当脉诊方法发展到这一步时，已然十分接近沿用至今的诊脉方法了。这种脉法亦从本质上脱离了经脉理论，成为一种独立的诊断方法。最后是寸口脉法，是指将寸口脉分为寸关尺三部，以诊五脏六腑之病变。综上所述，不难看出从诊脉方法出现到寸口脉法形成，经历了相当长的历史阶段。各种不切实际的诊脉方法逐渐遭到淘汰，而通过实践所获得的正确经验，即各种脉象变化与疾病之关系，被不断补充到诊脉方法之中，最终形成了一种独立的诊断方法。"寸口脉法"作为脉诊之法最成熟的表现形式，与经脉理论的联系已然相当模糊，更多的是小宇宙（寸口脉）中含有大宇宙（人体）的思维方式[54]。

自明末清初，西方医学渐渐传入中国，传统医学理论受到前所未有的冲击，清代甚至出现了"若非泰西之书入于中国，则脏腑真形，虽饮上池水者，亦未曾洞见也"[55]的论调。怀疑经脉理论者，因其"解剖学上的错误"而全盘加以否定。但面对其明确的治疗作用，约翰·弗洛耶（John Floyer）于1707年指出："缺乏解剖学上的知识的确使他们的方法非常难以理解，他们也因此而使用天马行空的观念；但他们荒谬的想法却经过调整而能够适应现实情况，他们的技巧也植根于特殊的经验，经过了四千年的验证[56]。" 20世纪初，中国医师唐宗海也在切脉与解剖学之间发现了相同的矛盾，但他却得出了相反的结论。他表示，传统切诊的有效显示出了解剖学的局限："西医不信脉法，谓人周身脉管，皆生于心中血管，心体跳动不休，脉即应之而动。人身五脏，何得只据血管为断，又言手脉只是一条，何得又分出寸关尺[57]。"《难经》提出"十二经中皆有动脉，独取寸口以决五脏六腑，死生吉凶之法"，将寸、关、尺分别对应于天、地、人。正如同人体小宇宙能够体现大宇宙的互动，因此人体的阴阳互动亦能进一步浓缩至手腕的寸口。

表2-1 《脉经》二十四种脉象

名　称	脉　象
浮	举之有余，按之不足
芤	浮大而软，按之中央空，两边实
洪	极大，在指下
滑	往来前却，流利辗转，替替然，与数相似

（续　表）

名　称	脉　象
数	去来促急
促	去来数，时一止复来
弦	举止无有，按之如弓弦状
紧	数如切绳状
沉	举之不足，按之有余
伏	极重指按之，着骨乃得
革	有似沉、伏、实、大而长，微弦
实	大而长，微强，按之隐指，愊愊然
微	极细而软，或欲绝，若有若无
涩	细而迟，往来难，且散，或一止复来
细	小大于微，常有，但细耳
软	极软而浮细
弱	极软而沉细，按之欲绝指下
虚	迟大而软，按之不足，隐指，豁豁然空
散	大而散，散者气实血虚，有表无里
缓	去来亦迟，小驶于迟
迟	呼吸三至，去来极迟
结	往来缓，时一止，复来
代	来数中止，不能自还，因而复动，脉结者生，代者死
动	见于关上，无头尾，大如豆，厥厥然动摇

　　描述脉象的语言是经典的。以滑脉为例,《人元脉影归指图说》(图2-1)云:"滑为吐、为满、为咳、为热……为妊娠。"但究竟什么是滑脉呢?"指下寻之,往来流利,替替然而动如珠,相贯而不绝。按之则伏,举止有余,曰滑也。"这就是滑脉的定义。它并非是抚摩一颗珍珠表面时所感受到的光滑质感,而是一种流动的状态。许多医书用"如盘走珠"的比喻修辞来表述滑脉。医生通过指腹体得到的主观感受、描述感受的语言各不相同,但双重"误差"不但没有阻碍脉学的发展,反而成为中国经脉理论的特色,甚至更进一步,通过一种脉象去定义另一种脉象。栗山茂久认为:"这就是中国切诊之术的世界,一大群稠密、交错,相互关联、互相渗透的感受。彼此紧密相连,感受上的差异极端细微,仅以其微弱度与柔软度中微乎其微的变化彼此区分[58]。"自始至终,没有人怀疑脉象的文字定义,医生们要做的只是通过训练与思考,去接近并理解文字所传达的感受。从某种程度上来说,是经典化的脉学语言塑造了医者的身体体验,这种体验只可意会不可言传。如李中梓《医宗必读》云:"脉之理微,自古记之。昔在黄帝,生而神灵,犹曰若窥深渊而迎浮云。许叔微曰:脉之理幽而难明。吾意所解,口莫能宣也。凡可以笔墨载,可以口舌言者,皆迹象也。至于神理,非心领神会,乌能尽其玄微?……独所谓意思欣欣,悠悠扬扬,难以名状,非古人秘而不言,欲名状之而不可得。姑引而不发,跃如于言词之表,以待能者之自从耳[59]。"李中梓将这段议论命名为"脉有不可言传之说"。

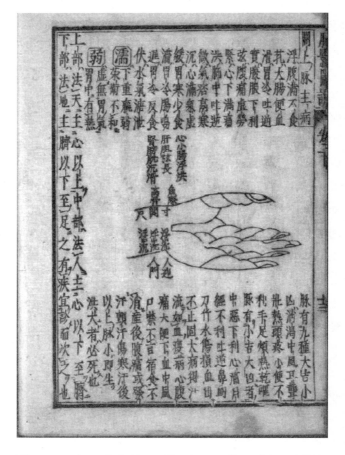

图 2-1　[晋]王叔和编，[明]沈际飞重订：《人元脉影归指图说》

妊娠　确定或是犹疑

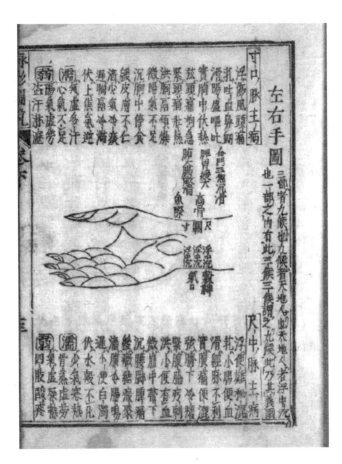

图 2–1（续）　[晋] 王叔和编，[明] 沈际飞重订:《人元脉影归指图说》

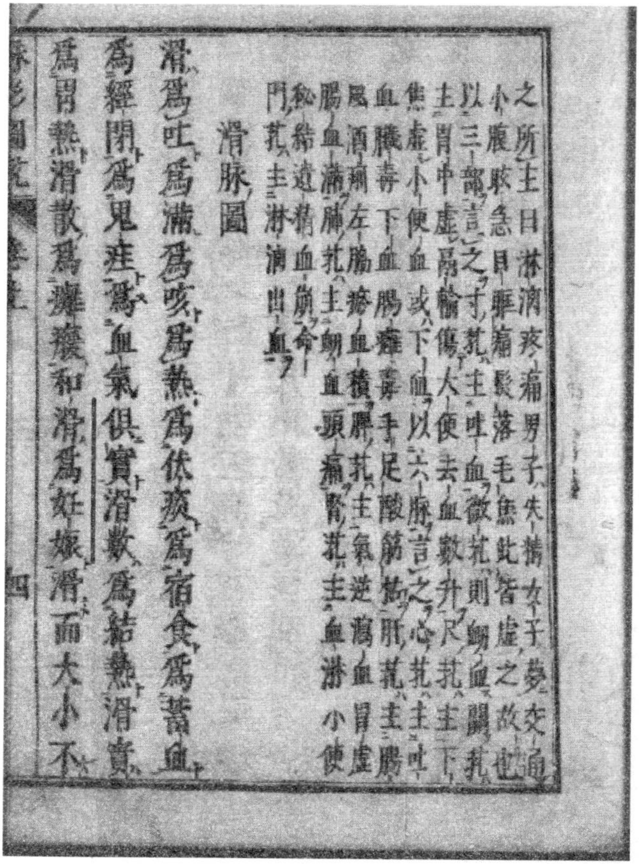

滑脉圖

滑為吐、為滿、為咳、為熱、為伏痰、為宿食、為蓄血，
為經閉、為痰癧、血氣俱實，滑數為結熱滑實
為胃熱，滑散為癱瘓，和滑為妊娠，滑而大小不

滑脉圖

之所主曰淋漓疼痛，男子失精，女子夢交通，
小腹咳急、目䀮痛、髮落、毛焦、亢甚，則
以三部言之，尺主腰膝胫足，亢則衄血、關主
主胃中虚羸，大便或下血，以六腑言之，心亢主吐下
焦虚，小便或下血……

图 2-1（续）［晋］王叔和编，［明］沈际飞重订：《人元脉影归指图说》

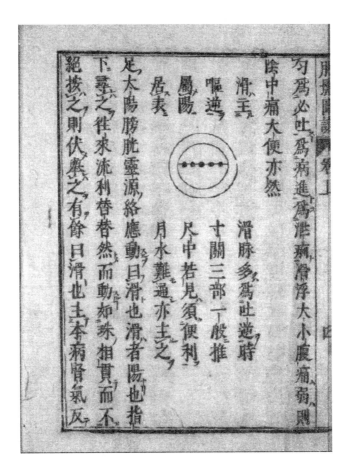

图2-1（续） ［晋］王叔和编，［明］沈际飞重订：《人元脉影归指图说》

马王堆《胎产书》是古代胚胎学说最早的资料之一 [60]。残存的文字描述了十月胚胎的发育过程，大致传递出这样的信息：胎儿发育的第一个月，如同铸造器物用的陶范，第二个月象膏，第三个月象脂，第四个月产生血，第五个月产生气，第六个月形成筋，第七个月形成骨，第八个月形成皮肤，第九个月形成毫毛。同时为孕妇提供了调养建议，如"食饮必精""居处必静"、节欲、注意个人卫生、讲究生活起居、六月后适当参加活动。战国以后论述十月养胎的内容，都是基于上述理论的发挥。非医学文献中的胚胎生成记载，如《管子·水地》曰："人水也，男女精气合而水流形。三月如咀。咀者何？曰五味。五味者何？曰五脏。酸主脾，咸主肺，辛主肾，苦主肝，甘主心。五脏已具，而后生肉。脾生膈，肺生骨，肾生脑，肝生革，心生肉，五内已具，而后发为九窍。脾发为鼻，肝发为目，肾发为耳，肺发为窍，五月而成，十月而生 [61]。"成书于西汉的《淮南子·精神训》曰："万物背阴而抱阳，冲气以为和。故曰，一月而膏，二月而胅 [62]，三月而胎，四月而肌，五月而筋，六月而骨，七月而成，八月而动，九月而躁，十月而生 [63]。"

关于胎儿在母体中发育的描述，上述文献有许多相似之处。《胎产书》指出，到了妊娠第四个月，状如一团混沌的陶范、膏脂开始转变成血肉之躯，完成了生命的质变。《管子》所谓"三月如咀"，郭沫若等集校引陶鸿庆云："《说文》：'咀，含味也'言三月精气成形，则能含受五味之气，而生五脏也。"《淮南子》中"二月而胅"，尚是一团肿物，到三个月就形成了"胎"。《尔雅》

云："胎，始也"。《说文》云："始，女之初也。"后来的文献普遍认为，三个月是胚胎发育成形的关键时期。传为耆婆所著的《五脏论》云："一月如珠露，二月如桃花，三月男女分，四月形象具。"

我们这里要探讨的不是生命形态的分界究竟发生在三个月还是四个月，或者如何为每个阶段的形态命名，而是应当注意到，正是从某个时期开始，母体与胎儿的气得以相互感应，为施行胎教做好了准备。徐之才《逐月养胎方》云："妊娠三月名始胞，当此之时，未有定仪，见物而化。欲生男者，操弓矢，欲生女者，弄珠玑，欲子美好，数视璧玉，欲子贤良，端坐清虚，是谓外象而内感者也。"刘向也在《列女传》中提醒妇女"故妊子之时，必慎所感，感于善则善，感于恶则恶，人生而肖父母者，皆其母感于物，故形意肖之"。此外，母亲的心情对胎儿也有很大的影响，如《素问·奇病论》，黄帝问岐伯生而有癫疾的缘由，岐伯回答："病名为胎病，此得之在母腹中时，其母有所大惊，气上而不下，精气并居，故令子发为癫疾也[64]。"此谓"母气既伤，子气应之，未有不伤者也"（《论衡·气寿篇》）。简言之，胎儿的发育过程就是与母体之气相交感的过程[65]。

脉诊验孕，自《内经》时代已有雏形。而经脉学说建立后，其理论并没有很快地渗透到养胎的过程中。直到张仲景在《金匮要略》中提出："妇人伤胎，怀身腹满，不得小便，从腰以下重，如有水气状，怀身七月，太阴当养不养，此心气实，当刺泻劳宫及关元，小便微利则愈[66]。"这段话告诉我们，妊娠第七个月时为太阴所主，太阴很可能为太阴脉，但具体为手太阴肺经还是足太阴脾经没有明确说明。西晋时期，王叔和整理张仲景遗著，或在此基础上提出了完整的分经养胎次序，指出七个月为手太阴脉养。那么《金匮要略》中的病证就可以解释为心火亢盛、克伐肺金导致的水液代谢失常。"劳宫"属手厥阴心包经，"关元"属任脉，《针灸甲乙经》云："转胞不得溺，少腹满，关元主之"[67]，针刺劳宫与关元，一方面泻心气之实，一方面培补元气、利水通淋。王叔和《脉经》提出的完整次序："妇人怀胎，一月之时足厥阴脉养，二月足少阳脉养，三月手心主脉养，四月手少阳脉养，五月足太阴脉养，六月足阳明脉养，七月手太阴脉养，八月手阳明脉养，九月足少阴脉养，十月足太阳脉养。诸阴阳各养三十日活儿。手太阳、少阴不养者，下主月水，上为乳汁，活儿养母。怀娠者，不可灸刺其经，必堕胎[68]。"到南北朝，徐之才发展为更丰富的《逐月养胎方》（表2-2）。

徐之才之后，巢元方的《诸病源候论》也保留了十月养胎的内容[69]，到北宋陈自明《妇人大全良方》开始予以理论解释，并为后来的医书不断补充。妊娠一至二月，在五行属木，脏腑属肝胆，经络属足厥阴肝经、足少阳胆经。《内经》云："诸逆冲上，皆属于火。"木火之气亢盛，或可作为妊娠早期恶心、呕吐、嗜酸症状的解释。妊娠后，血以养胎，肝肾阴亏，相火亢盛。《丹溪心法》又有"产前安胎，白术、黄芩为妙药"的说法。妊娠三至四月五行属火，脏腑属心包、三焦，经络属手厥阴心包经、手少阳三焦经，是"外象而内感"的养胎之始，也是易发生滑胎的月份。

表2-2 徐之才《逐月养胎方》

妊娠月份	胎儿发育	所养经脉	饮食起居	精神劳逸	身体症状	方药
一月	始胚	足厥阴脉养，不可针灸其经	饮食精熟，酸美受御，宜食大麦，无食腥辛	不为力事，寝必安静，无令恐畏	血行痞涩……寒多为痛，热多卒惊，举重腰痛，腹满胞急，卒有所下	宜服乌雌鸡汤
二月	始膏	足少阳脉养，不可针灸其经	无食辛燥，居必静处	当谨护惊动也	男子勿劳，百节皆痛……有寒多坏不成，有热即萎。卒中风寒，有所动摇，心满，脐下悬急，腰背强痛，卒有所下，乍寒乍热	艾叶汤主之
三月	始胞	手心主脉养，不可针灸其经		无悲哀思虑惊动	有寒，大便青；有热，小便难，不赤即黄；卒惊恐忧愁，嗔怒喜顿，仆动于经脉，腹满绕脐苦痛，或腰背卒有所下	雄鸡汤

（续表）

妊娠月份	胎儿发育	所养经脉	饮食起居	精神劳逸	身体症状	方药
四月	形体成	手少阳脉养，不可针灸其经	食宜稻粳羹，宜鱼雁……节饮食	静形体，和心志	有寒，心下愠愠欲呕，胸膈满，不欲食，小便难，数数如淋状，脐下急；有热，卒风寒，颈项强痛，寒热或惊动身躯，腰背腹痛，往来有时，胎上迫胸，心烦不得安，卒有所下	菊花汤
五月	能动	足太阴脉养，不可针灸其经	其食稻麦，其羹牛羊，调以茱萸……无大饥，无甚饱，无食干燥……卧必晏起，沐浴浣衣，深其居处，浓其衣裳，朝吸天光，以避寒殃	无大劳倦	有热，苦头眩心乱，呕吐；有寒，苦腹满痛，小便数；卒有恐怖，四肢疼痛，寒热胎动无常处，腹痛，闷顿欲仆，卒有所下	阿胶汤主之
六月	筋骨立	足阳明脉养，不可针灸其经	食宜鸷鸟猛兽之肉……调五味，食甘美，无大饱	身欲微劳，无得静处，出游于野，数观走马及犬视走	卒有所动不安，寒热往来，腹内胀满，身体肿，惊怖，忽有所下，腹痛如欲产，手足烦疼	宜服麦冬汤

妊娠月份	胎儿发育	所养经脉	饮食起居	精神劳逸	身体症状	方　药
七月	毛发生	手太阴脉养，不可针灸其经	饮食避寒，常食稻粳以密腠理	无大言，无号哭	忽惊恐摇动，腹痛，卒有所有，手足厥冷脉。若伤寒频热，腹满短气，常苦颈项背强	葱白汤主之
八月	脏腑具	手阳明脉养，不可针灸其经	无食燥热，无辄失食	和心静气，无使气极	中风寒，有所犯触，身体尽痛，乍寒乍热，胎动不安，常苦头眩，时时小便白如米汁，或青黄或使寒栗，腰背苦冷而痛，目䀮䀮	芍药汤主之
九月	谷气入胃	足少阴脉养，不可针灸其经	饮醴食甘……无处湿冷，无着矣衣	缓带自持而待之	若卒得下痢，腹满悬急，胎上冲心，腰背痛不可转侧，短气	半夏汤
十月	诸神备	但俟时而生				丹参膏

在系统的分经养胎理论形成之前，已积累了一些行之有效的养胎实践经验，观察到某些疾病与脏腑经脉的关系。《傅青主女科》云："妊妇有至五个月，肢体倦怠，饮食无味，先两足肿，渐至遍身头面俱肿，人以为湿气使然也，谁知是脾肺气虚乎[70]！"妊娠五到六月，五行属土，脏腑属脾胃，经络属足太阴脾经、足阳明胃经，《素问·至真要大论》"诸湿肿满，皆属于脾"是其渊薮。妊娠七到八月，五行属金，脏腑属肺、大肠，经络属手太阴肺经、手阳明大肠经，亦是从《金匮要略·妊娠病脉证并治》所云"妇人伤胎，怀身腹满，不得小便，从腰以下重，如有水气状，怀身七月，太阴当养不养，此心气实……小便微利则愈"总结而来。至于妊娠九至十月，五行属水，脏腑属肾、膀胱，经络属足少阴肾经、足太阳膀胱经，则与《素问·奇病论》"黄帝问曰：人有重身，九月而喑，此为何也？岐伯曰：胞之络脉绝也。帝曰：何以言之？岐伯曰：胞络者，系于肾，少阴之脉，贯肾，系舌本，故不能言"有关。尽管《医宗金鉴》提出"分经养胎不足凭，无所专养论不经"，但在子痫证治条下却用分经养胎解释病机，"盖少阴之脉，络于舌本，九月肾脉养胎，至其时胎盛阻遏其脉，其脉不能上至舌本，故声音细哑"，还提出"安胎芩术为要药，佐以他药任抽添"[71]，也未能脱离分经养胎的理论。

母体之神性

无论是天地自然还是人间生灵，在古人的认识论中都是一个有机的整体。一切相关的思考与研究，既包含认识自然、社会和人类自身之最基本规律的哲学性意义，也是当时对于这些客观事物的科学性认识[72]。小宇宙（人体）与大宇宙（自然界）同构同律。恰如《妇人大全良方》云："四时之令，必始于春木，故十二经之养胎于肝[73]。"他表明，无论妊娠从何时开始，妊娠形成时的身体状态都犹如自然界中的春季[74]。此时的母体似乎是一个独立的孕育生命的世界。

对于"始"的原初含义，《说文》云："始，女之初也"，《尔雅》云："胎，始也"，本指女子妊娠之初，即结胎之时，婴儿从无到有。而在宇宙层面，无形无象的母体即孕育天地万物的萌芽，故曰"无名万物之始"。显然，古代哲学运用了女性生殖原理来说明与万物的关系以及蕴含的道。这些比喻都表明，在古代医学的身体观中，人体是与大宇宙关联着的自成一体的小宇宙。《灵枢·海论》云："海有东西南北，名曰四海……人有髓海、有血海、有气海、有水谷之海，凡此四者，以应四海也。"《论衡·道虚篇》云："夫血脉之藏于身也，犹江河之流于地。""山，犹人之有骨节也；水，犹人之有血脉也。"这些都用水流于江河大海来比喻人体血脉的周流。

而在医籍中亦有将胚胎譬喻为稼穑，母气如同土壤，气血则如阳光雨露的记载："凡物阳生而阴成，生人之初，禀气于父，两气既合，胚胎以凝，自此以往，日滋月逐。至于成人，皆由母气……自然之理也。譬之稼穑，良莠不同，由于种之美恶。然使土瘠气薄，旸雨不时，灌溉失度，则虽美种，不如莨稗；上（土）沃气厚，燥湿均平，种虽不良，亦必大熟。故祖气者，稼穑之种也。母气者，土气也；气煦血濡者，旸雨也；摄养之道，灌溉之力也[75]。"胎儿的生长发育与自然节气休戚相关："今妇人堕胎在三月五月七月者多，在二、四、六月者少；三月属心、五月属脾、七月属肺，皆属脏，脏为阴，阴常不足，故多堕耳。如在三月堕者，后孕至三月仍堕，以心脉受伤也。"可见，自然界的三月与女性妊娠的第三个月有着同样的致病力[76]。人们认为胎神在不同时间变换位置，是一种有规律可循的运动。宋代陈自明的《妇人大全良方》对当时的民间信仰做了系统总结。其中的"月游胎杀"便是一种按农时节气分定胎煞位置的办法，具体为"立春在房床，惊蛰在户（单扇），清明在门（双扇），立夏在灶，芒种在母身，小暑在灶，立秋在碓，白露在厨厕，寒露在门，立冬在户及厨，大雪在炉及灶，小寒在房及母身[77]"。除月游胎杀外，还有许多以天干地支来推算胎神日游方位的办法。它们是十干日游胎杀，十二支日游胎杀，六甲旬游胎杀，太史局日游胎杀等。

在胎教方面，《新语·胎教杂事》以古代王后为例，要求女性"立而不跛，坐而不差，笑而不喧，独处而不倨，虽怒而不詈，胎教之谓也"。《博物志·杂说下》曰："妇人妊娠、不欲令见丑恶物，异类鸟兽；食当避其异常味……席不正坐，割不正不食；听诵诗书，讽咏之音，不听淫声；不视邪气。以此产子，必贤明、端正、寿考。"《淮南子·说山训》曰："孕妇见兔而子缺唇；

见麋而子必四目[78]。"这些记载似乎表明，母体是一个无障碍的通道，所见所闻皆可原封不动地传给胎儿[79]。

这些理论的基本思维方式可以概括为两条，即"相似律"与"接触律"[80]。生育研究中，体现相似律的如转女为男，接触律如埋胞。"在全世界许多地方我们都可看到，脐带尤其是胞衣被当成一个活物……在那里住着这个胎儿的守护神或他灵魂的一部分。此外，人们还普遍认为采用什么方法来处理胎儿的脐带或胞衣，也将影响他未来的身份或事业"[81]。例如，认为"兔唇"是"人有生而唇缺，似兔唇，故谓之兔缺。世云，由妇人妊娠时见兔及食兔肉使然"[82]，显然是基于相似律或接触律而来的巫术禁忌，这是古代胎教中许多富含科学内容的思维基础[83]。《列女传·周室三母》曰："妊子之时，必慎所感，感于善则善，感于恶则恶，人生而肖父母者，皆其母感于物。""目不视恶色"是古代胎教中最为普遍遵循的原则，《列女传》《论衡》《颜氏家训》《万氏育婴家秘》等不同属性的书籍均有论述。民间一些地区还流行着禁止孕妇看戏的习俗，原因是戏中人物形象的某些特征会通过感应而传递给胎儿，这是由"换胎"观念演绎而成的禁忌。明代已有此俗，万全曾记载"吾见鄙俗妇人怀胎时，看搬傀儡，装神像，舞猴戏者，后来生子，貌多肖之[84]。"清代湖北一带仍有孕妇不可见优伶的禁忌。"鄂妇妊忌"云："独湖北妇人妊子避忌最甚，有所谓换胎者，言所见之物入其腹中，换去其本来之胎也。故妇人妊子，则房中所有人物画像悉藏弃之，或以针刺其目，云其目破即不为患矣。有一妇，卧室悬一美女像，及生子厥状肖焉。美女屈右臂，伸三指，作指物状，此子亦屈臂，伸三指，终身如此。又一妇，偶观优，及生子头上有肉隆起，如戴高冠，两耳旁各有肉一片下垂，如似巾幕之者然。因忆观优时，有优人之冠如是，为其换胎矣[85]。"

尽管在探讨妊娠的过程中，我们试图将巫术与医学分离看待，在论述巫术在医学的形成和发展中的地位和作用的同时，也应注意到巫术疗法之外，它的基本思维方式实际上是中国古代医学理论体系中许多所谓的"科学内容"的基础。巫术与科学的界限并不确定。

闻一多先生在《伏羲考》中认为，祖先"盘古"很可能就是"盘瓠"，"瓠"就是"葫芦"，瓜类，多籽。"至于为什么以始祖为葫芦的化身，我想是因为瓜类多子，是子孙繁殖的最妙象征，故取以相比拟"。于是在上古时期，瓜类便成了孕育生命的母体[86]。《史记·周本纪》曰："周后稷，名弃，其母有邰氏女，曰姜嫄，姜嫄为帝喾元妃。姜嫄出野，见巨人迹，心忻然说（悦），欲践之，践之而身动，如孕者，居期而生子。"《史记·秦本纪》又曰："秦之先，帝颛顼之苗裔孙曰女脩。女脩织，玄鸟陨卵，女脩吞之，有孕，生子大业。"可见，从远古时代，人的神性、神的人性便交织在一起。我们利用宇宙认识身体，又从身体出发认识宇宙，对宇宙运行规律的体察形成模式化的感觉以及系统化的理论，它是周期性的、有节奏的，生命与四季紧密关联。它一旦定型，自身小宇宙的张力反而隐秘不显。

注释

[1] 沈铿、马丁主编：《妇产科学》，2015 年，1 页。

[2] 有性生活史、月经规律的女性当月经推迟 10 日时应疑为妊娠；停经 8 周，妊娠的可能性更大，但停经并非妊娠所特有的症状。同时，约 半数女性于停经 6 周左右出现早孕反应，包括头晕、乏力、嗜睡、 食欲缺乏、偏食或厌恶油腻、恶心、晨起呕吐等症状。一部分女性 可出现尿频、乳房增大、充血，自觉发胀。辅助检查方面，阴道窥 器检查可以见到生殖器官的变化，受精后 8～10 天可在孕妇血清中 检测到 hCG 升高；阴道超声在妊娠 4～5 周可探测到妊娠囊。

[3] [明]武之望：《济阴纲目》卷 9，肖诗鹰、吴萍点校，沈阳：辽宁科 学技术出版社，1997 年，102 页。

[4] 如《名医类案》卷 11，娠痘"潘璟诊虞部员外郎张咸之妻孕五岁， 南陵尉富昌龄妻孕二岁，团练使刘彝孙姜孕十有四月，皆未育。温 曼视之，曰：疾也。凡医妄以为有孕尔。于是以破血攻毒作大剂饮 之，虞部妻堕肉块百余，有眉目状；昌龄妻梦二童子，色漆黑，仓 卒怖悸，疾走而去；张姜堕大蛇，犹蜿蜒未死。三妇皆无恙。（《能改 斋漫录》）。"又"王敏治妇人，患月事不下，医谓蛊者。敏曰：是当 娠。与之保胎之剂，果得男。宿述：世俗有家业薄而厌子嗣多，怀 孕用打胎药，殊不知瓜熟蒂落，打胎毒药，损坏正气，然后未落， 如生果未成熟强摘，犹刀割脐肠，大伤气血，多致丧命，戒之戒 之。"而《续名医类案》卷 32 妊娠下有 8 则医案，其中有 4 则涉及 妊娠误诊。

[5] [晋]陈寿：《三国志》卷 29：方技传，裴松之注，北京：中华书局， 1959 年，799 页。

[6] 李良松、郭松涛：《中国传统文化与医学》，厦门：厦门大学出版社， 1990 年，49 页。

[7] 《素问·人气象论》第十八，2013 年，179–180 页。

[8] 本段以下部分转引自近人程士德等：《素问注释汇粹》，北京：人民

卫生出版社，1982年，275页。

[9] 《黄帝内经》影印本。《黄帝内经素问》，嘉靖二十九年（1550）顾从德宋刻本，2013年，44页。

[10] [明] 张介宾：《类经》，1997年，77页。

[11] [清] 吴谦：《医宗金鉴》，闫志安，何源校注，北京：中国中医药出版社，1994年，416页。《医宗金鉴·妇科心法要诀》嗣育门"脉见有子"也强调了少阴脉动的诊断意义：少阴动甚知有子，阴抟阳别尺寸统，但抟不滑胎三月，抟而滑五月形。注曰：但当凭其两尺脉抟指有力，两寸阳脉不抟而别于两尺，斯为有子脉无疑也。（539页）

[12] 《素问·阴阳别论》第七，2013年，89页。

[13] [明] 张介宾：《类经》，1997年，77页。

[14] 《黄帝内经》影印本。《黄帝内经素问》，嘉靖二十九年（1550）顾从德宋刻本，2013年，25页。

[15] [清] 林之瀚：《四诊抉微》，吴仁骥点校，天津：天津科学技术出版社，2012年，117页。

[16] [清] 陈梦雷：《古今图书集成医部全录》卷385：妇科，第9册，北京：人民卫生出版社，1991年，115页。

[17] 张富强，钟丽：《妊娠脉诊及其意义》，《中医学报》2019年第4期，710–713页。

[18] 《素问·腹中论》第四十，2013年，371页。

[19] "肠覃何如？岐伯曰：寒气客于肠外，与卫气相搏，气不得荣，因有所系，癖而内著，恶气乃起，瘜肉乃生。其始生也，大如鸡卵，稍以益大，至其成如怀子之状，久者离岁，按之则坚，月事以时下，此其候也。""石瘕何如？岐伯曰：石瘕生于胞中，寒气客于子门，子门闭塞，气不得通，恶血当写不写，衃以留止，日以益大，状如怀子，月事不以时下。"肠覃因为是寒气客于肠外，无碍月经，故月事以时下；石瘕是寒气客于胞内，阻碍月经，故月事不以时下。相关讨论参见张志斌：《古代中国妇产科疾病史》，北京：

中医古籍出版社，2000 年，34 页。

[20] "妇人宿有癥病，经断未及三月，而得漏下不止，胎动在脐上者，为癥痼害。妊娠六月动者，前三月经水利时胎也。下血者，后断三月衃也。"[汉] 张仲景：《金匮要略》卷下：妇人妊娠脉证并治第十二，2013 年，170 页。

[21] "妇人病，经水断一、二月而反经来，今脉反微涩何也？师曰：此前月中苦当下利，故令妨经，利止月经当自下，此非躯也"。[晋] 王叔和：《脉经》，2009 年，469 页。

[22] [晋] 王叔和：《脉经》，2009 年，460 页。亦有文章称这种脉象始见于《难经》"三部脉浮沉正等，按之不绝者，孕子也"，笔者查阅多版本《难经》未发现此句。

[23] [元] 滑寿：《诊家枢要》，载《滑寿医学全书》，李玉清、齐冬梅主编，太原：山西科学技术出版社，2013 年，303 页。

[24] [清] 林之瀚：《四诊抉微》，2012 年，118 页。

[25] 妇人得平脉，阴脉小弱，其人渴不能食，无寒热名妊娠，桂枝汤主之。[汉] 张仲景：《金匮要略》卷下：妇人妊娠病脉证并治第二十，2013 年，169 页。

[26] 问：三部沉浮正等，按之无断绝者，有娠也？对：诊三部沉浮而正等，既无断绝之形，知二气施化而皆和，必有妊娠之道。且胚胎肇始于中，脉象相符于外。沉浮相得，既不偏于部分之间，呼吸齐均，斯弗绝于举按之次，此阳施阴化而勿夺，乃成三部之和，应血凝气聚而无亏，当有重身之兆。是知经血留止，脉象平调，则决为娠者，岂无所自而然耶？经曰："三部沉浮正等，按之无断绝者，有娠也。"其意若此。且夫脉体即血气而成，诊之无偏者，因血气和调而至；动应假阴阳而见，按之不绝者，由阴阳顺适而彰。脉既无作病之乖，身必有成胎之道。何者？寸为阳部，可以候荣卫之源；尺主阴经，足以察神精之本。当尺寸上下之间，为阴阳出入之界，不大不小，此血气之通调；应浮应沉，乃阴阳之正等。因举按不绝于指，必冲和有余于中，方其经忽闭而不月，身有病而无邪，

脉既有应，知冲任于化之无疑；娠必肇始，兹元气符合之有道。彼夫少阴动甚也，诊之者曰怀妊；尺中别阳也，得之者决为有子。此一脉独见，犹如影响之不差；况三部齐同，定若桴鼓之相应。诊诸妇人，欲知有妊之脉，皆不可以他求，当以是为法也。上文有曰："阴搏阳别，谓之有子。此是血气和调，阳施阴化也。诊其手少阴脉动甚者，妊子也。少阴，心脉也，心主血脉。"又曰："肾名胞门、子户，尺中肾脉也，尺中之脉，按之不绝者，妊娠脉也。"即是而推之，三部正等，以为妊娠者，信不诬矣。谨对。[宋]何大任辑：《医案医话医论01：太医局诸科程文格》，邢玉瑞、孔玉来校注，北京：中国中医药出版社，2015年，123–124页。

[27] 作者序，[宋]施发：《察病指南》，载《察病指南、丹溪脉诀指掌、三指禅合集》，中医珍本文库影印点校（珍藏版），太原：山西科学技术出版社，2010年，3页。

[28] [明]江瓘、[清]魏之琇：《名医类案正续编》，太原：山西科学技术出版社，2013年，234页。

[29] 《难经校注》，凌耀星主编，北京：人民卫生出版社，1991年，41页。

[30] [清]袁崇毅：《难经晰解》，载《八十一难经集解》，郭霭春、郭洪图主编，天津：天津科学技术出版社，1984年，47页。

[31] 张志斌：《古代中医妇产科疾病史》，2000年，114页。

[32] 这些歌诀中，以《濒湖脉学》最为简约。《濒湖脉学》四言举要："妇人之脉，以血为本，血旺易胎，气旺难孕。少阴动甚，谓之有子；尺脉滑利，妊娠可喜。滑疾不散，胎必三月；但疾不散，五月可别。左疾为男，右疾为女；女腹如箕，男腹如釜。欲产之脉，其至离经；水下乃产，未下勿惊。新产之脉，缓滑为吉；实大弦牢，有证则逆。"[明]李时珍：《濒湖脉学》，杨金萍点校，天津科学技术出版社，1999年，20页。

[33] [清]萧涣唐：《医脉摘要》，载裘庆元辑：《三三医书》第2册，北京：中国医药科技出版社，2016年，33–34页。

[34]　"妇人妊娠四月，欲知男女法：左疾为男，右疾为女，俱疾为生二子……又法：左手沉实为男，右手浮大为女。左右手俱沉实，猥生二男。左右手俱浮大，猥生二女。又法尺脉左偏大为男，右偏大为女。""又法左右尺俱浮，为产二男，不尔则女作男生，左右尺俱沉，为产二女，不尔则男作女生也"。《脉经校释》(第2版)，2009年，460–462页。

[35]　[明]陈文治：《广嗣全诀》，陈丽斌校注，北京：中国中医药出版社，2015年，35页。

[36]　[晋]王叔和：《脉经》，2009年，462页。

[37]　[唐]孔思邈：《备急千金要方校释》卷2，李景宋等校释，北京：人民卫生出版社，1997年，25页。

[38]　[清]林之瀚：《四诊抉微》，2012年，119页。张景岳则认为辨男女与坎离卦象有关。"盖坎为天一之卦，坎中满，阳在内也；离为地二之卦，离中虚，阴在内也。得坎象者为男，得离象者为女。所以男脉多沉实，沉实者，中满之象；女脉多浮虚，浮虚者，中虚之象。"[明]张介宾《景岳全书》卷38，1994年，446–447页。

[39]　[宋]陈自明：《妇人大全良方》卷11，2003年，226页。

[40]　《产鉴》此法下还有用"艾醋汤"法：如过月难明有无，如月数未足难明。好醋炊艾，服半盏后，腹中翻大痛是有孕，不为痛定无。[明]王化贞：《产鉴》，载《产鉴新解》，张磊等注，郑州：河南科技出版社，2013年，3页。

[41]　[清]周学海：《读医随笔》，北京：中国中医药出版社，2007年，83页。

[42]　赵恩俭主编：《中医脉诊学》，天津：天津科学技术出版社，2001年，300–303页。

[43]　[清]心禅：《一得集》，见裘庆元辑《珍本医书集成》第4册，医案杂著类，北京：中国中医药出版社，2012年，831页。

[44]　[宋]齐仲甫：《女科百问》，闵齐伋序，上海古籍书店，1983年。

[45]　郭霭春：《黄帝内经素问校注》，北京：人民卫生出版社，2013年，

7 页。

[46] [英] 合信：《全体新论》，陈修堂译，咸丰元年辛亥（1851）惠爱医局刻本，1851 年，29 页。

[47] [法] 米歇尔·福柯：《临床医学的诞生》，刘北成译，南京：译林出版社，2001 年，132 页。

[48] [美] 托马斯·拉克尔：《身体与性属：从古希腊到弗洛伊德的性制作》，赵万鹏译，沈阳：春风文艺出版社，1999 年，3–5 页。

[49] [明] 万全：《万氏家传广嗣纪要》卷 8：妊娠恶阻，1986 年，49 页。

[50] 沈澍农：《古医案研究慎用数据统计》，中国中医药报，2015 年 9 月 3 日。

[51] 廖育群：《中国科学技术史·医学卷》，北京：科学出版社，2015 年，101 页。

[52] [日] 栗山茂久：《身体的语言——古希腊医学和中医之比较》，陈信宏、张轩辞译，上海书店出版社，2009 年，56–67 页。

[53] 廖育群：《中国科学技术史·医学卷》，2015 年，20 页。

[54] 廖育群：《中国科学技术史·医学卷》，2015 年，213 页。

[55] [清] 王学权：《重庆堂随笔》，楼羽刚、方春阳点校，北京：中医古籍出版社，1987 年，84 页。"上池水"见《史记·扁鹊仓公列传》，"饮是以上池之水三十日，当知物矣"，指凌空盛取或取于竹木上的雨露。

[56] John Floyer,《医生对脉象的观察》(*The Physician's Pulse Watch*), London：Samuel Smith and Benjamin Walford，1707 年，355 页.

[57] 全汉昇：《清末西洋医学传入时国人所持的态度》，载于《食货》1936 年。这段讨论见 [日] 栗山茂久：《身体的语言——古希腊医学和中医之比较》，2009 年，24 页。

[58] [日] 栗山茂久：《身体的语言——古希腊医学和中医之比较》，2009 年，62 页。

[59] [明] 李中梓：《医宗必读》，顾宏平校注，北京：中国中医药出版社，1998 年，51 页。

[60] 《胎产书》原文：禹问幼频曰：我欲埴（殖）人产子，何如而有？幼频合（答）曰：月朔已去汁□，三日中从之，有子。其一日南（男），其二日女殹（也）。故人之产殹（也），入于冥冥，出于冥冥，乃始为人。一月名曰留（流）刑，食歙必精，酸羹必孰（熟），毋食辛星（腥），是谓财（哉）贞。二月始膏，毋食辛臊，居处必静，男子勿劳，百节皆病，是胃（谓）始臧（藏）。三月始脂，果隋（蓏）宵（肖）效，当是之时，未有定义（仪），见物而化，是故君公大人，毋使朱（侏）儒，不观（观）木（沐）候（猴），不食茵（葱）姜，不食兔羹；若（？）欲产男，置弧矢，【射】雄雉，乘牡马，観（观）牡虎；欲产女，佩蚕（簪）耳（珥），呻（绅）朱（珠）子，是胃（谓）内象成子。【四月】而水受（授）之，乃始成血，其食稻麦，？（鳝）鱼□□，清血而明目。五月而火受（授）之，乃始成气，晏起□沐，厚衣居堂，朝吸天光，辟（避）寒央（殃），【其食稻】麦，其羹牛羊，和以茱臾（萸），毋食□，养气。六月而金受（授）之，乃始成筋，劳□□□，【出】游【于野，数】観（观）走犬马，必食蛰（鸷）鸟殹（也），未□□□，是胃（谓）变奏（腠）□筋，□□□□。七【月而】木受（授）【之，乃始成骨】，居燥处，毋使身安，□□□□□养□□□□，【歙食】辟（避）寒，□□□□□□□□□□美齿。八月而土受（授）【之，乃始成肤革】，【和】心静志□□□□，【是】胃（谓）密【腠理。九月而石授之，乃始成】豪（毫）毛，□□□□□□□□□□□□□□□□□□□□□□□□□□□司（伺）之十月。气陈□□，以为□。裘锡圭主编：《长沙马王堆汉墓简帛集成》第6册，《胎产书》，北京：中华书局，2014年，93–94页。

[61] 《管子》，唐敬杲选注，上海：商务印书馆，1936年，148页。

[62] 胅，肉瘤。于省吾《双剑誃诸子新证·淮南子二》："《广雅·释诂》：'胅，肿也。'慧琳《一切经音义》七三引《通俗文》：'肉胅曰瘤。'《说文》：'瘤，肿也。'然则胅即肉瘤。"

[63] [汉] 刘安:《淮南子》, [汉] 高诱注, 上海古籍出版社, 1989 年, 68 页。

[64] 《素问·奇病论》第四十七, 2013 年, 429 页。

[65] 王珏:《中国传统身体观与当代堕胎难题》,《中外医学哲学》2007 年, 54—55 页。

[66] [汉] 张仲景:《金匮要略》卷下: 妇人妊娠病脉证并治第二十七, 2013 年, 174 页。

[67] [晋] 皇甫谧:《针灸甲乙经》卷 9: 三焦膀胱受病发少腹肿不得小便第九,《针灸甲乙经校释》下册, 山东中医学院校释, 北京: 人民卫生出版社, 2009 年, 934 页。

[68] [晋] 王叔和:《脉经》, 2009 年, 464 页。

[69] [隋] 巢元方:《诸病源候论》卷 41: 妇人妊娠病诸候上, 2013 年。

[70] [清] 傅山:《傅青主女科》, 图娅点校, 沈阳: 辽宁科学技术出版社, 1997 年, 14 页。

[71] [清] 吴谦:《医宗金鉴》, 1994 年, 引文分别见于 539 页, 546 页, 540 页。

[72] 廖育群《中国科学技术史·医学卷》, 2015 年。

[73] [宋] 陈自明:《妇人大全良方》卷 10, 2003 年, 214 页。

[74] 《幼幼新书》卷 3: "《圣济经》原化篇 和调滋育章曰: 食气于母, 所以养其形; 食味于母, 所以养其精。形精滋育, 气味为本, 岂无时数之宜哉? 原四时之化, 始于木也; 十二经之养, 始于肝也, 肝之经, 足厥阴之脉也。自厥阴次之至于太阳, 自一月积之至于十月, 五行相生之气, 天地相合之数, 举在于是。然手少阴太阳之经, 无所专养者, 以君主之官无为而已, 是皆母之真气, 子之所赖以养形者也。" [宋] 刘昉:《幼幼新书》, 北京: 人民卫生出版社, 1987 年, 45 页。

[75] [清] 张曜孙:《产孕集》, 见裘庆元辑《珍本医书集成》第 2 册, 通治、内科、外科、妇科、儿科类, 北京: 中国中医药出版社, 2012 年, 931 页。

[76]　另外，对分经养胎持反对意见者，以清代医家王清任为代表。他说："儿在母腹，全赖母血而成。一言可了。"至于母血如何输送给胎儿？前人认为是"口含脐带疙瘩，吮血养生"，王清任提出了完全不同的看法："结胎一月之内，并无胎衣，一月后，两月内，始生胎衣。胎衣既成，儿体已定。胎衣分两段，一段厚，是双层，其内血盛；一段薄，是单层，其内存胎。厚薄之间，夹缝中长一管，名曰脐带，下连儿脐，母血入胎衣内盛血处，转入脐带，长脏腑肢体，周身齐长，并非先长某脏，后长某腑……至月足临生时，蹬破胎衣，头转向下而生"。[清]王清任：《医林改错》，李天德、张学文点校，北京：人民卫生出版社，1991年，54页。

[77]　[宋]陈自明：《妇人大全良方》卷11，2003年，226–227页。

[78]　[汉]刘安：《淮南子》，1989年，181页。

[79]　孙思邈《备急千金要方》卷27："且妇人月事未绝而与交合，令人成病，得白驳也"（591页）。这段话的主体是男性，白驳是一种皮肤病，亦即白斑。《医心方》卷28；"月煞不可以合阴阳，凶"，也引用了孙思邈的文字："妇人月事未尽而与交接，既病女人，生子或面上有赤色，凝如手者，或令在身体，又男子得白驳病"（593–594页）。这段文字已经改动了孙思邈的说法，指出不只男性会受到损伤，因这次性行为生下的孩子，脸上或身上都会留下赤色瘢痕，显然是以为经期流出的月水会具体化，凝结成不仅可见，而且不可抹灭的记号，自受胎之际就刻印在后代的肉体上。某些程度上也体现了"不祥之举"会导致"身体之异"的观点。这是很严厉的警戒，因为它告诉男女双方，触犯禁忌并非"法不传六耳"的私事，也不会随着性行为的结束而结束，而会借着后代的形体公诸于世。《医心方》也列举了触犯各种交感禁忌所生之子，会罹患合种残疾："大风之子多病，雷电之子狂癫，大醉之子必痴狂，劳倦之子必夭伤，月经之子兵亡，黄昏之子多变，人定之子不喑则聋，日人之子口舌不详，日中之子癫病，晡时之子自毁伤。"由此可知，触犯禁忌可能会在后代身体留下痕迹，也可能造成后代的精神或性格

缺陷（591 页）。

[80] 所谓"相似律"是指认为凡进行类似的活动，即可产生相互影响的
作用，例如，毁坏敌人的偶像，或以针刺写有某人姓名、生辰的偶
人，就会令对方失败或遭厄难；在天旱求雨时，暴晒流汗、哭泣，
则可因人体上出现汗液、眼泪而引起天雨降落等等。而"接触律"
的基本概念则是认为凡事物一旦相互接触过，他们之间将始终保持
着某种联系，即便他们早已相互远离。这两条法则的内涵，表现出
人类智慧发达之后，较早出现的理性思维方式——联想或类比。理
性思维运用于医疗活动，在促进经验医学向理论医学发展方面起到
了至关重要的作用；同时，也造就了各种巫术疗法。廖育群：《中
国科学技术史·医学卷》，2015 年，11 页。

[81] J.G. 弗雷泽：《金枝》，徐育新、汪培基、张泽石译，北京：中国民
间文艺出版社，1987 年，32 页。

[82] [隋] 巢元方：《诸病源候论》卷 30，2013 年，556 页。

[83] 廖育群的观点：巫术的理论并不是创造法术者所必须遵循的法则，
而是研究者通过探索各种法术的共性，归纳总结出的抽象原理。由
于这些理论的本质是人类某些思维方式的概括总结，所以，这些理
论也就不可能仅仅是法术的思维原则，而且同样是某些被今人称之
为古代科学、技术文明赖以创立的抽象原理。因而研究巫术的目的
并不在于批判其"不真"的本质，而是要在分析各种法术的具体结
构、弄清其中各种行为的意义与思维方式的基础上，进一步研究巫
术在人类文化发展史上的地位与作用、不同文化区域各自特征及普
遍共性。

[84] [明] 万全：《万氏家藏育婴秘诀》，罗田县万密斋医院校注，武汉：
湖北科学技术出版社，1986 年，4 页。

[85] [清] 俞樾：《右仙台馆笔记》，梁修点校，济南：齐鲁出版社，
2004 年，315 页。

[86] 闻一多：《伏羲考》，田兆元导读，上海书店出版社，2006 年，
54–60 页。

产房：在太平间的天花板上

在生物属性层面，古代与现代的分娩过程可能并无过多差别，然此过程体现的医疗行为、习俗禁忌与身体观念却因时代变迁而大不相同。"妇人免乳大故，十死一生[1]。"求子与养胎只是生育过程的前奏，分娩才是真正的生死关头。南朝陈延之《小品方》云："古时妇人产，下地坐草，法如就死也。既得生产，谓之免难也[2]。"到宋代陈自明《妇人大全良方》所列的产前预备物品已多达五十余种，其丰富程度远超今人想象。它将我们带回到古代女性的产房，忙碌而又有序的场景依稀可见。宋以后，男性医家一般不会亲自进入产房，分娩的医疗照护多依靠稳婆来进行。

古代分娩习俗

怀胎最后一月，医籍谓之"入月"[3]，此时孕期足月，家人及亲属开始为产妇顺利分娩做准备。吴自牧《梦粱录》："杭城人家育子，如孕妇入月，期将届，外舅姑家以银盆或彩盆，盛粟秆一束，上以锦或纸盖之……送至婿家，名'催生礼'[4]。"此处记载了宋时催生的民俗。至于这一习俗产生的时期，就笔者所见资料，宋代孟元老《东京梦华录》的记载要更早一些："凡孕妇入月，于初一日父母家以银盆，或镀或彩画盆，盛粟秆一束。上以锦绣或生色帕复盖之，上插花朵及通草帖罗五男二女花样，用盘合装送馒头，谓之'分痛'。并作眠羊、卧鹿羊、生果实，取其眠卧之义。并牙儿衣物褓籍等，谓之'催生'[5]。"《梦粱录》与《东京梦华录》反映了北宋时期杭州与汴京一带的催生民俗，宋人笔记对此也多有记录。催生之意在于祈愿产妇以最快的速度、最小的痛苦分娩出健康的婴儿。催生习俗在民间已蔚然成风，而宫廷之中的产育礼仪则更加繁复，《武林旧事》的一段记录可带我们一窥南宋宫廷的产子场景。

　　官中凡阁分有娠，将及七月，本位医官申内东门司及本位提举官奏闻门司特奏，再令医官指定降诞月分讫，门司奏排办产阁，及照先朝旧例，三分减一，于内藏库取赐银绢等物如后……仍令太医局差产科大小方脉医官宿直，供画产图方位，饮食禁忌，合用药材，催生物件，令本位踏逐老娘伴人，乳妇抱女洗人等，申学士院撰述净胎发髻、祝寿文，排办产阁，了毕犒赐修内司、会通门官、本司人吏、库子医官、仪鸾司等人银绢官会有差。候降诞日，本位官即便申内东门司转奏降诞、三日、一腊、两腊四节次，拆产阁、三腊、满月二次，百晬、头晬，已上十次支赐银绢。仍添本位听宣内人请给十分。已上并系常例。此外特恩，临时取旨，不在此限。外廷仪礼，不在此内[6]。

宋熙宁九年（1076年），朝廷设太医局，下设九科，产科是其中之一。当时太医局九科学生共三百人，产科设有十人，标志着产科已作为医学体系的独立分支而发展。分娩习俗中与医疗照护密切相关者，大致有贴产图、饮食宜忌、准备接生器物与方药、择稳婆等几个方面，以下分述之。

入月宜忌

孙思邈在《千金要方·妇人方》"产难"一节谈到"不得令死丧污秽家人来视之，必产难。若已产者，则伤儿也"[7]的临产禁忌。同时，若临产之月恰逢反支月，也要注意，"反支者，周来害人，名曰反支。若产乳妇人犯者，十死，不可不慎。若产乳值反支月者，当在牛皮上，若灰上，勿令污水血恶物著地，著地则杀人。又浣濯皆以器盛之，过此忌月乃止"[8]。此月分娩，应在牛皮上或者灰上生产，避免血水溅污其他物体，洗衣水当用器皿盛装，度过此月即可恢复正常。南宋《卫生家宝产科备要》从诸家产论中总结的入月禁忌还包括沐头、饮酒等[9]。以上禁忌的重点无不是趋吉避凶、求清洁而避污秽。

贴产图

所谓产图，主要是以临产月份、方位和待产姿势三者的搭配，避诸神所在，寻找吉地分娩的一种图示。孙思邈提出"凡生产不依产图，脱有犯触，于后母子皆死。若不至死，即母子俱病，庶事皆不称心。若能依图无所犯触，母即无病，子亦易养"[10]。学者李贞德在比较了《产经》《外台秘要》《太平圣惠方》《卫生家宝产科备要》等书收录的产图后发现，最晚到唐代已有包括分娩诸事的统一产图，最迟到宋代，产图已贴于产房内，安产、埋胞皆依照产图在房内进行[11]。明代许多妇产科医书中，已将产图部分删去不录[12]，但也有一部分有所保留，例如朝鲜许浚所撰《东医宝鉴》（图 3-1）。此书初刊于万历四十一年（1613 年），在中国、朝鲜、日本有三十余种刊本，影响广泛。这部中朝医学合璧之作多处保留了古代中国的道教思想，在卷十妇人产孕部分就记载有"安产方位图""安产藏胎衣吉方""催生符""体玄子借地法""日游、月游胎杀"等内容。

服瘦胎药

分娩过程中遇难产最为紧急。造成难产的原因主要有环境干扰、情志波动、好逸恶动，胎儿过大，分娩过程中体力消耗过多、不正确的助产方法以及胎热等因素，颇为医家所注意[13]。其中，胎儿过大是引起难产的一个主要原因。这一论点的提出，首见于唐代[14]。医家建议孕妇妊娠期多运动，如《妇人大全良方》详细地阐明了适当活动的道理："凡妇人以血为主，惟气顺则血顺，胎气安而后生理和。今富贵之家，往往保惜产母，惟恐运动，故羞出入，专坐卧。曾不思气闭而不舒快。则血凝而不流畅，胎不转动，以致生理失宜，临产必难，甚至闷绝，一也。且如贫者生育，日夕劳苦，血气舒畅，生理甚易，何俟乎药！则孕妇常贵于运动者明矣[15]。"

与此并行，《产书》中说"最忌食乳饼"，为"食乳饼长胎令难产"之故。这成为后世创制许多"瘦胎""缩胎"方剂的先导思想。妊娠至第八个月若胎形肥大，即有进瘦胎易产药的习俗。宋代则已研制出具有瘦胎作用的方剂，如《经史证类大观本草》中的瘦胎散、《妇人大全良方》中的神寝丸，以及"治妊娠胎肥壅隘，动止艰辛，临月服之，缩胎易产"的张氏方等。尽管这些方剂真正达到瘦胎的目的未有确论，但都可以通过枳壳促使子宫收缩，帮助分娩顺利进行。古代医生相信，通过服药可以"令子紧小无病"[16]，易于分娩，预防难产。《外台秘要》引《小品方》"甘草散方"："未生一月日前预服，过三十日行步动作如故，儿生堕地，皆不自觉[17]。"《陈素庵妇科补解》载："妊娠身居富贵，口厌肥甘，忧乐不常，饮食不节，饱则即卧，贪闲久坐，血多饮溢，气壅痰生，致令胞胎肥厚。或偏，或侧，任其横仰，腹皮宽胀，行动艰难，临期难产，致有不测。"又载："九月以后，儿已转身，可服催生如意散保产。劳苦之家，胎瘦形瘭者勿服[18]。"《种子编》载"滑胎枳壳散"治"瘦胎易生。湖阳公主每产累日不下，南山道士进此方"[19]。

凡逢月安產藏胎所宜向月德月空方低所有七
三神段並須避忌若交得次月即換次月產圖有
入從人節日作產圖者非也如正月十四日上
春若姙婦十三日臨乳產可作去年十一月用也
必依每月朔日用之乃是若依節氣變換則天德
月德所在難矣○凡產花蓐汙穢不淨之水道
隨藏衣之方所不擇遠近墨之切忌開肚方
方○如正月天德在丙可安產室月空在壬可藏
胎衣餘假
此良

安產藏胎不宜方

凡月德安產室
月空藏衣為凖

| 天德 | 丁 | 坤 | 壬 | 辛 | 乾 | 甲 | 癸 | 艮 | 丙 | 乙 | 巽 | 庚 |
| 月德 | 丙 | 甲 | 壬 | 庚 | 丙 | 甲 | 壬 | 庚 | 丙 | 甲 | 壬 | 庚 |

正　二　三　四　五　六　七　八　九　十　十一　十二　月

图3-1　[明]许浚：订正《东医宝鉴》卷十

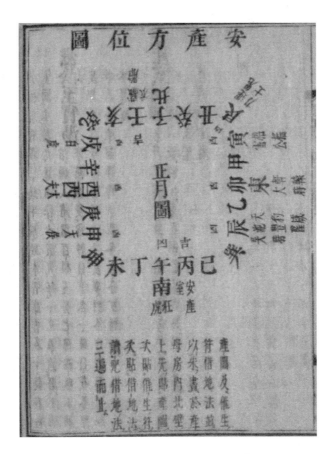

图 3-1（续）　[明] 许浚：订正《东医宝鉴》卷十

步擧房之日，卽十餘步，安產藉地，或有穢汚，或有東海神王，或有西海神王，或有南海神王，或有北海神王，或有日遊將軍，白虎夫人，遠去十丈，軒轅招搖，擧高十丈，天符地軸，入地十丈，令此地空閑，產婦某氏，安居無所妨碍，無所畏忌，諸神擁護，百邪逐去，急急如律令勅，讀三遍

月遊胎殺所在
正月在房床。○二月在窓戶。○三月在門堂。○四月在竈。○五月在身床。○六月在床倉。○七月在碓磨。○八月在廁戶。○九月在門房。○十月在床房。○十一月在爐竈。○十二月在床房

日遊胎殺所在
甲己日在門。○乙庚日在碓磨。○丙辛日在井竈。○丁壬日在廚廨。○戊癸日在米倉。○子丑日在中堂。○寅卯辰酉日在竈。○巳午日在門。○未申日在籬下。○戌亥日在房。○凡胎殺所在，不可修營，恐傷胎氣，令兒破形色青，體攣竅塞，或至墮胎，不可

東醫寶鑑 雜病篇十

图 3–1（续） [明] 许浚：订正《东医宝鉴》卷十

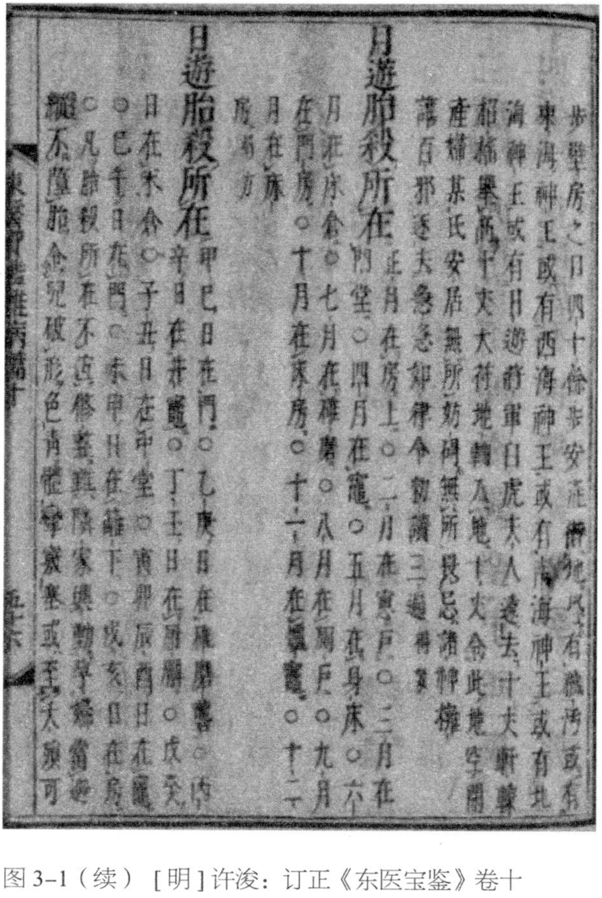

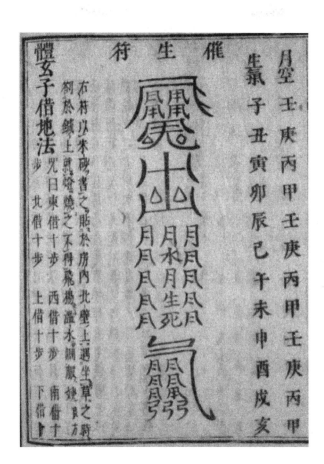

图 3-1（续） [明] 许浚：订正《东医宝鉴》卷十

王化贞《产鉴》设有"瘦胎"篇，谓"今医多用枳壳散，若胞气肥实可服之"，又有"束胎"篇，收录束胎散、束胎丸、枳壳散三首方剂，调气佐以和血[20]。需要说明的是，现代研究证实枳壳有兴奋子宫平滑肌的作用，所谓瘦胎散能治疗气壅胎肥难产者，可能主要是通过增强妊娠子宫平滑肌的兴奋性，达到促使胎儿顺利娩出的目的，并非真的可以"瘦胎"[21]。

分娩的器物

分娩过程时有不测发生，宋代开始流行"入月预备药物"，包括单味药、成药及各种器物，以备不虞。其丰富程度今人恐难想象。据《妇人大全良方》记载，入月应准备的物品有以下五十五种，这是一张十分有意义的产前备物清单，我们可以尝试还原它们的用处，并以此重构当时分娩时的历史场景[22]。

> 保气散、佛手散、枳壳散、神寝丸、榆白皮散、保生丸、催生丹、黑神散、大圣散、花蕊石散、黑龙丹、理中丸、催生符、生地黄、羌活、葵子、黄连、竹茹、乌梅、雌雄石燕、甘草、海马、马衔铁、枣子、陈皮、姜钱、黑豆、白蜜、无灰酒、童子小便、好醋、白米、煎药炉、铫子、煮粥沙瓶、滤药帛、醋炭盆、小石（一二十颗）、汤瓶、软硬炭、干柴茅、暖水釜、洗儿肥皂、头发、断脐线及剪刀（断脐本不用刀，只用帛裹脐下，齿啮断）、干蓐

草、卧交椅、软厚毡、灯笼、火把、缴巾、油
烛、发烛、灯心。

　　清单中，煎药炉为产妇出现难产时，急煎药用。向
烧红的石子泼醋，产生的蒸汽弥漫产房，起到消毒杀
菌作用。灯笼、火把、油烛、灯心，可为产房提供光
照，灯笼也是为夜间分娩时接稳婆所备。干蓐草、卧交
椅、软厚毡等物件使生产坐卧柔软舒适。煮粥沙瓶熬煮
白米，为产妇补充体力，软硬炭、干柴茅、发烛等物则
用以生火取暖；汤瓶、洗儿肥皂、缴巾、暖水釜是为
沐浴新生儿及产妇用水所设；此外还得为产妇准备一
些药物，"保气散、佛手散、枳壳散、神寝丸、榆白皮
散、保生丸、催生丹、黑神散、大圣散、花蕊石散、黑
龙丹……海马、马衔铁等"。头发是断脐后扎断口所用。
药物的作用是"内花蕊石散，为血入胞衣，胀大不能下，
或恶露上攻，不能苏醒，佛手散治血虚之危症。加味芎
归汤治交骨不开。蓖麻子治胞不能下……蜡油调滑石，
涂入产门，为滑胎之药"。它们皆是一些助产的药物，
其中也有巫术性质，如海马、马衔铁、催生符一类。俗
信它们或为产妇手握，或贴在产房，皆能起到克服难产
的神效。

　　明代朱橚所编《普济方》将"入月预备药物"和"产
妇杂要物"加以区分，较《妇人大全良方》更为细致和
丰富，药物除保留良方所列，更增加至八十二种，并嘱
咐产家"已上药，妊娠三数月即须求觅各州土上好者，
晒曝收拾，一一题记分明。置一静处，恐临时忙迫。

不可卒求，更宜细审，勿令错用"[23]。"产妇杂要物"三十七种，对某些物品附以使用说明[24]。明清时期，较富有的人家为入月产妇所准备的物件、药品等，也不离这些东西。日本中川忠英所编《清俗纪闻》（图3-2）记述了清乾隆间福建、浙江、江苏等地的民风民俗，其中关于中国传统接生法有直观、详细的描述，配图列举了几种临产物品包括褓裙[25]、草纸、肚带等。临产时，稳婆抱腰进行简单助产，产下后，稳婆抱起观察婴儿手足及身体各部，以竹篾切断胎衣，用绸子紧扎脐带切口，包好后卷扎于腹部，并用甘草汤大致洗净婴儿，用手指探入口中洗出瘀血等，擦净身体[26]。

分娩体位

"古时妇人产，下地坐草，法如就死也"[27]，似乎指古代分娩以坐产为主。杨子健《十产论》也云："儿将生时，其母疲倦，久坐椅褥，抵其生路。急于高处，系一手巾，令母用手攀之，轻轻屈足坐身，令儿生下，非坐在物上也。"采取坐姿的产妇一般须抱腰人在其背后紧抱腰部，产妇此时或坐草上，或坐盆上，接生婆则为其着手接生。

《诸病源候论》是较早记载产妇分娩体位的医书，分娩体位虽因人而异，但不恰当的体位却是导致各种难产状况的原因之一。这一点在隋朝已十分明确，即"妇人产有坐有卧，若坐产者，须正坐，傍人扶抱肋腰持捉之，勿使倾斜，故儿得顺其理。卧产者，亦待卧定，背平著席，体不伛曲，则儿不失其道。若坐卧未安，身体斜曲，儿正转动，匆遽强嘅，气暴冲击，则令儿趋后孔，或横或逆[28]"。从这些论述中可以知晓当时妇女分娩采用的姿势大概有坐式分娩与卧式分娩两种，究竟哪种分娩体位在我国产生较早，现在还没有文字上的证据。无论哪种生产方式，关键在于姿势端正，产道顺直，便于胎儿娩出。而《诸病源候论》的文字，与其视为对生产体位的要求，不如视为针对不同体位建议最佳姿势[29]。《外台秘要》中的产妇倚靠衡木；北宋杨子建《十产论》中的产母则攀抓手巾[30]。朱端章《卫生家宝产科备要》卷六引《虞氏备产济用方》云："产妇腹痛虽甚，且须令人扶持，徐徐不住行动，若倦亦且扶立，时时令行，先脱产妇常着衣服一件，覆灶头上，待子逼生，方得蹲坐[31]。"直到清代，医者仍认为分娩以蹲坐为佳[32]。李贞德通过杨子建《十产论》在说明横产、逆产等情况的处理方式时，都先指示应"令产母于床上仰卧"推测，若非难产，产妇大概并不会仰卧在床上。自先秦以迄两汉，一般人虽大多席地而坐，但仍有当作卧具、高出地面的睡床，此所以陈延之称古时妇人坐草为"下地"。

至于女性分娩过程的详细记载，唐以前未曾发现。王焘《外台秘要方》保存了一段非常翔实的记录。

> 见峦公北平阳道庆者，其一妹二女，并皆产死，有儿妇临月，情用忧虑，入山寻余，请觅滑胎方。……停其家十余日，日晡时见报云：儿妇腹痛，似是产候，余便教屏除床案，遍一

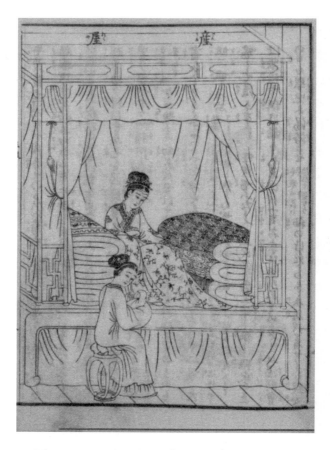

图 3-2　[日] 中川忠英:《清俗纪闻》卷六，生诞

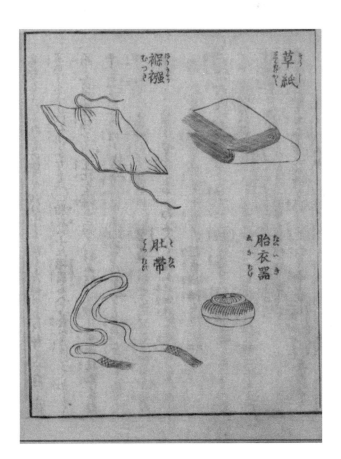

图 3-2（续）［日］中川忠英：《清俗纪闻》卷六，生诞

房地布草，三、四处悬绳系木做桁，度高下令
得蹲当腋得凭，当桁下敷幔毡，恐儿落草误伤
之，如此布置讫，今产者入位，语之坐卧任
意，为其说方法，各有分理，顺之则全，逆之
则死，安心气，勿怖强，此产亦解人语。语讫
闭户，户外安床，余共庆坐，不令一人得入，
时时隔户问之何似，答言小痛可忍[33]。

日晡时腹痛待产，医者开始指导产房布置及分娩体
位。随后，至一更时，令产妇食鸡肉汁粥，而至五更将
末，便自产。上面记录，可发现唐代曾流行一种蹲式分
娩方式。这是继隋代的坐式、卧式分娩的第三种分娩方
式，而且是当时所流行的不施加任何助产手段的自然分
娩方式。

现代产科的助产方式则按照有无利用到重力优势
分为卧位、直立体位，其中卧位又可分为仰卧位和侧卧
位，直立体位分站立位、蹲位、坐位、支撑式前倾跪位
等。仰卧位有利于经阴道助产手术操作，对新生儿处理
较为便利；传统坐产方式的优势是可提高宫缩效率，缩
短产程。缺点是分娩时间过长时易发生阴部水肿；坐位
分娩时胎头娩出过快，易造成新生儿颅内出血及阴道、
会阴裂伤；接生人员保护会阴和处理新生儿不便以及增
加产后出血的风险。不同分娩体位各有优势与不足，国
际卫生组织鼓励产妇自由选择分娩体位[34]。

《明史·外国传四》首次记录当时的沙瑶、呐哔啴
国有水生法，"孕妇将产，以水灌之，且以水涤其子，置

水中，生而与水习矣^[35]"。水中分娩可以使产妇充分放松身体，不受地心引力的牵拉，感官刺激降低，减轻疼痛。水的浮力让产妇身体轻快，自由选择分娩体位；可以使盆底肌肉放松，促进宫颈扩张，让胎儿更容易通过产道；在水中，会阴扩张更加充分，减少裂伤、出血，同时产妇体力消耗甚小，产后能更快恢复。对于胎儿来说，水中分娩创造的类羊水状态，为新生儿提供了从一个水环境到另一个水环境的过渡，如同在完整胎膜包裹的羊水中得到缓冲保护，减少窒息和损伤，更好地适应出生后的新环境^[36]。

难产如何救治

"夫产难者，内宜用药，外宜用法，盖多门救疗，以取其安也^[37]。"所谓外法，如《千金翼方》所载："又针章门入一寸四分。子死腹中及难产，皆针胞门。胎动及崩中下痢，贲气上逆，针丹田入一寸四分，在脐下二寸。凡难产，针两肩井一寸，泻之，须臾即生也^[38]。"这或许是针刺治疗难产的理论来源。

在宋代出现了一些应用针刺解决难产的医案。《宋史》所载医家庞安时"尝诣舒之桐城，有民家妇孕将产，七日而子不下，百术无所效。安时之弟子李百全适在傍舍，邀安时往视之。才见，即连呼不死，令其家人以汤温其腰腹，自为上下抚摩。孕者觉肠胃微痛，呻吟间生一男子。其家惊喜，而不知所以然。安时曰：'儿已出胞，而一手误执母肠不复能脱，故非符药所能为。吾隔腹扪儿手所在，针其虎口，既痛即缩手，所以遽生，无他术也。'取儿视之，右手虎口针痕存焉。其妙如此[39]。"这段记载还见于南宋周密《齐东野语》，谓"针砭之妙，真有起死之功"，同时还记载了长孙后怀高宗数日不能分娩，唐代医博士李洞玄救难的医案。诏医博士李洞玄候脉，奏曰："缘子以手执母心，所以不产。"太宗问：当何如？洞玄曰："留子母不全，母全子必死。"后曰："留子，帝业永昌"，遂隔腹针之，透心至手，后崩，太子即诞[40]。又有近世屠光远治番阳酒官之妻，采用的也是这种方法，"三人如出一律"。这则医案颇具神化色彩，"手执母心"亦违背解剖常识，可能是后来者的追加与想象[41]。

庞安时的故事从侧面反映出产科在宋代有了新的突破，这一时期出现了一批水平较高的产科医生。例如齐仲甫，宁宗太医局教授，分职主管产科，编纂《女科百问》《产宝杂录》；郭稽中，亦是医学教授，编《妇人产育宝庆集》《妇人方》；傅常曾任澧阳教授，编《产乳备要》；陈自明为建康明道书院医学教授，编成《妇人大全良方》。此外，还有一些精通产科的女医，如《中国医学人名志》记载："汪夫人者，以善医妇人显于宋，掌内府药院事，封温国太夫人，子孙世承其业。"而一些专售妇儿用药的药铺，则显示了在医学分科后的产科专业化程度。如孟元老在《东京梦华录》中记述了北宋都城汴京有以产科为业的大鞋任家[42]；吴自牧《梦粱录》卷三记述了南宋都城临安专设的郭医产药铺。

宋代产科书籍流传最广、价值最高的当属杨子健的《十产论》[43]。杨氏提出了处理横产、倒产、偏产等十种胎位异常及脐带缠绕的外治手法，使许多产妇摆脱困厄。在此之前，对于横产和逆产，巢元方认为是"初觉腹痛，产时未至，惊动伤早，儿转未竟，便用力产之"或"触犯禁忌所为，将产坐卧产处须顺四时方面，并避五行禁忌，若触犯多致灾祸也"，并没有提出了切实有效的解决方案。《经效产宝》治疗横产的方法是"令夫唾口中二七遍，立出"[44]，亦难使人信服。而《十产论》将产科手法条理化，可谓助产学的开端。宋以后，医家多承袭《十产论》的异产助产手法，或在此基础上加以发挥。一些重要的妇产科著作全文辑入其内容，如王肯堂《证治准绳·女科》、武之望《济阴纲目》、孙一奎《赤水玄珠》、唐千顷《增广大生要旨》等。有些医著只摘录其中一部分，如《胤产全书》节取其中横产、倒产、偏产、碍产、坐产、盘肠产，并加入一些方药；《女科撮要》对横生、逆生、偏生、碍产、坐产、盘肠生做了简略说明。对于盘肠生，薛己提出异议，并给出新的疗法[45]。

宋代医家陈自明《妇人大全良方》云："赵都运恭人，每临产子则子肠先出，然后产子。产子之后，其肠不收，甚以为苦，名曰盘肠产[46]。"子肠应为直肠，孕妇妊娠临产，因用力使腹压增加，会导致直肠下脱，而且产时直肠脱出本是一个比较常见的疾病。陈自明治疗"盘肠产"的方法，载入书中，"其法遇产后子肠不收之时，以醋半盏，新汲冷水七分，碗调停，噀产妇面，每噀一缩，三噀收尽"，陈自明称其为"良法也，后学不可不知"，他自言这种方法是从稳婆那里学会的[47]。明代医家薛己在校注陈自明《妇人大全良方》时，也提到他经常向产婆们询问治疗方法[48]。明代张景岳、庄履严、武之望等医家也会利用稳婆解决难产的问题。从医籍的只言片语中可以获悉，稳婆是产妇分娩不可或缺的参与者，但对于她们的评价却是褒贬不一，稳婆群体的职能、生存境遇与历史地位令人好奇。

稳婆的医疗技艺

陶宗仪《辍耕录》言："三姑者，尼姑、道姑、卦姑也。六婆者，牙婆、媒婆、师婆、虔婆、药婆、稳婆也。盖与三刑六害同也。人家有一于此，而不致奸盗者，几希矣。若能谨而远之，如避蛇蝎，庶乎净宅之法[49]。"此处三、六各有实际指涉，却未明言每类人的具体职能。褚人获引用陶宗仪此说，并加按语解释："卦姑，今看水碗、踩乌龟算命之类。师婆，今师娘，即女巫也。药婆，今捉牙虫，卖安胎堕胎药之类。但虔婆未知何所指。魏仲雪释《西厢》，亦不载，后见沈留侯年伯《称号篇》，方言谓贼为虔，虔婆犹言贼婆也[50]。"

稳婆即是上述姑婆群体之一，通常指以接生为业的女性。据俞樾《茶香室三钞》，接生婆"古谓之乳医"。而时间上，古代"乳医"的范围更广泛，《汉书》有"乳医淳于衍"的记载，颜师古注"乳医，视产乳之疾也"，产科是其行医的一部分。从汉到晋尚未有统一、专门的名称来称呼从事接生的人群。宋元之际的"乳医"则多

指接生婆。唐代医书用"产时看生人"指称接生者，如
《经效产宝》。北宋时期医书中有"看生之人"和"收生
之人"的说法，如杨子建《十产论》。齐仲甫《产宝杂录》
云："或初产不能受痛，用力起倒劳倦者；或因稳婆鲁
莽，用手触犯而肿者，此言之不尽"，后有"产婆""稳
婆"之名[51]。钱大昕《恒言录》"今妇人免身，必有养
娘扶娘，俗云坐婆"，或与古代女性多以坐姿分娩有关。
清代对稳婆的称呼亦有地域之分，据《达生编》"吴越
之间谓之稳婆；江淮间谓之收生婆；徽宁间谓之接生
婆"[52]，而自近代西医产科学传入中国，经西医助产培
训、采用新式助产法为业的女性也称为产婆，后改为助
产士之名[53]。

稳婆的诸多职能

职业稳婆的聚集之地，一般为人口稠密、经济发达
的城镇。清代小说《歧路灯》第二十回，谭家奴仆妻子
临产之际，女主人王氏吩咐道："只怕也是时候了，他
汉子又没在家，叫宋禄套上车去接稳婆去，双庆儿打着
小灯笼跟着。"双庆儿道："稳婆在哪里？"德喜儿道：
"他门上有牌儿，画着骑马洗孩子的就是。衙门前那条
街上，有好几家子[54]。"这段对话形象反映了清乾嘉时
期河南开封地区稳婆的营业情形。为待产妇女做收生工
作，是稳婆的主要职能。明清医书诸如《薛氏医案》《景
岳全书》《证治准绳》等，于孕妇生产时，皆屡次言及
孕妇生产时"稳婆"的工作，而在实际社会生活中，稳
婆的职能更丰富。

稳婆也是堕胎药的主要兜售者。不仅宫廷妃嫔宫女遭遇隐疾会求其帮助，她们也是民间女性欲堕胎时的求助对象，可以说稳婆与药婆、女医的界限并不分明。《水浒传》中的王婆其主业是开茶馆卖茶，但同时也"专一靠些杂趁养口"，既会"做媒，又会做牙婆，也会抱腰，也会收小的，也会说风情，也会做马泊六"，是身兼数职的典型例子。还有一些稳婆与江湖游医勾结，帮助女性堕胎而牟利[55]。堕胎女性，或因家中多子、不堪生育之苦，或因经济困窘、无力养育，或因与人私通，保求名节。无论哪一种，助人堕胎显然是有损好生之德的行为。更为严重的是，若已经分娩的产妇不育举子，稳婆还会助其溺婴，可谓有求必应。例如，道光年间《重纂福建通志》卷五五风俗中引"郑光策与福清令夏彝书"述言产家溺杀女婴，其过程非常恐怖："凡胞胎初下，（稳婆）率举以两手审视，女也，则以一手覆而置于盆，问'存否'？曰：'不存'。即坐，索水，曳儿首倒入之，儿有健而跃且啼者，即力捺撩其首，儿辗转其间甚苦，母氏或汪然泪下。有顷，儿无声，撩之不动，始置。起，整衣，索酒食财货，扬扬而去[56]。"宋人袁采《袁氏世范》"治家"中，指出姑婆群体令人厌恶的特点："尼姑、道婆、媒婆、牙婆及妇人以买卖、针灸为名者，皆不可令入人家。凡脱漏妇女财物及引诱妇女为不美之事，皆此曹也[57]。"

礼教从宋代开始愈加强化，日趋严格的男女之防要求女性身体只能被丈夫看见或触摸，在一定程度上给检验官带来不便。"刑之不可犯，不若礼之不可踰"[58]，而稳婆由于掌握专业技艺和拥有女性身份的便利，衙门管理女犯，检验女体、女尸时便要借助她们。《醒世姻缘传》七十二回，被人诬枉非处女之身后，孙氏言："我天明合你当官讲话，使稳婆验看分明[59]。"《皇明诸司公案》中的一则故事颇为有趣。广州有尼姑董师秀通晓佛经，不贪钱财，官宦女眷多留她学经咒，习女红。寡妇亦"争爱留之"。少年胡宗用见董妮美貌，强抱求奸，却发现她"阳物大且长，乃男子也"，告诸官府，有了如下稳婆验身的场景。

> 刑馆彭节斋为司刑，提来审之。董师秀称："从幼出家，身本妇人，何谓男子？"彭公命两稳婆验之，都报是妇人也。彭公将责胡宗用诬妄。宗用曰："不敢欺谩，我亦以为妇人，将调奸之。揣之乃见阳物甚大，此目所见，手所扪，何谓是妇人也？岂一物而两变换乎？"彭公将责二稳婆曰："此的是男子，汝受他贿，故诬报也。"老稳婆对曰："我验本是妇人。但我闻世有二形之人，其外是女，可受男交，其内有阳物，亦可出而交女。当令仰卧，以盐肉汁渍其阴，令犬舐之，其形即出。"彭公曰："你即依此法再去验。"既而验之，其阴中果露男形，如龟头出壳一般。方知宗用所告非诬也[60]。

宋代法医学著作《洗冤集录》记载了稳婆来检验女尸的操作流程。

> 凡验妇人，不可避羞。
>
> 若是处女，劄四至讫，舁出光明平稳处。先令坐婆剪去中指甲，用绵札。勒死人母亲及血属并邻妇二三人同看，验是与不是处女，令坐婆以所剪甲指头入阴门内，有黯血出是，无即非。
>
> 若妇人有胎孕不明致死者，勒坐婆验腹内委实有无胎孕。如有孕，心下至肚脐以手拍之，坚如铁石，无即软[61]。

因男女生理结构的差异，《洗冤集录》对女体检验特别留意。因为加害者往往会利用女性受害者的生理特点进行残酷迫害，所以宋慈要求"凡检妇人，无伤损处，须看阴门，恐自此入刀于腹内"；又强调"凡检覆，须在专一，不可避臭恶。切不可令仵作行人遮蔽玉茎、产门之类，大有所误。仍仔细验头发内、谷道、产门内，虑有铁钉或他物在内[62]"。《清代六部成语词典》称其为"验女尸的女役"[63]。可能稳婆原是产婆专称，熟悉和便于接触女体，而衙门中不时需要负责检验女犯的人手，故选择产婆担任此职，因此名义开始分歧。

在宫廷挑选宫女与乳母时，亦需要稳婆的检验。"一曰稳婆，即民间收生婆中，预选籍名在官者，惟内府所用之，如选女，则用以辨别妍媸，可否如选，奶口，则用以等第乳汁厚薄，隐疾有无[64]。"上层社会也离不开她们的专业服务，《醒世姻缘传》里兵马司韩皂隶之妻"专一替大老爷家太太、奶奶篦头修脚，搂腰收生"，称为"女待诏"[65]。

稳婆群像

宋代以来的医书虽屡言及稳婆，但对她们的评价可谓褒贬不一。相当一部分医家认为，女性分娩属于自然过程，瓜熟蒂落，无须使用助产手段。产妇死伤正是由稳婆无知、过分干预造成的。如《医学源流论》云："至于产育之事，乃天地化育之常……世之遭厄难者，乃人事之未工也。其法在乎产妇，不可令早用力，盖胎必转而后下。早用力，而胎先下坠，断难舒转，于是横生倒产之害生。又用力，则胞浆骤下，胎已枯涩，何由能产？此病不但产子之家不知，即收生稳妇亦有不知者[66]。"陈治道在《陈氏保产万全书》序言称："生育，妇人之常。非病也。故不用药。不延医。瓜熟蒂落。原无难生倒生横生之异……临产时徒以两命。寄一稳婆之手。遇老练善良者。顺缓急而调之。子母俱适于安，此亦偶中。而非谙于理也。值蠢而恶者，全昧节次，率意妄施，甚或顺令之逆，惊骇索财，因而伤命[67]。"明代医家孙志宏考虑在缺少稳婆的乡下，产妇应当"自产"，方法是"先以浴盆内置草，扶产妇坐于上，背后令人抱之，候时至则儿自然出矣"。而对于稳婆的作用，孙氏谈道："稳婆之设，亦无不可，但全藉为主宰，反致迟速之愆。盖儿产时，至十月足，腹中痛阵，儿如梦觉，转头向下，母腹渐收，儿能拆，胞自出，头对产门，随水而下；产妇用力一逼，儿胞齐落，惟令稳婆接取，此最宜之法也。世多不明此理，产妇初觉腹痛，即唤稳婆。或彼有富贵家欲产，行止仓忙，但云取汤试之，讹谓产门已开，几乎闷坏，即令产妇坐上圊桶，产妇无知，用力努挣，儿如未觉，随力乱出，横生逆产，由此故耳。或稳婆手入掐断其蒂而强收之，致产妇痛苦万状，重则伤命，轻则卧病累月。岂若自然生者，无大痛苦，数日即安，动作如故。上帝好生，本不伤人，人之矫拂者，自取之耳[68]。"

这些记载除了可以代表医者对于分娩的基本认识，同时也似乎传达出另一层含义：生产照护的真正参与者是稳婆及产妇家人，男性医家仅仅作为场外指导出现。陈治道又说，这部产科专书的编纂"尤在夫君居常与妇讲论。庶受胎便知保摄，临产自有主张，而又稳婆各习此书，明其节次，当不致仓皇失序，误人之性命也"[69]，夫君与男性医家分别承担着教导产妇和稳婆的任务。

如何挑选稳婆，自然也由男性医家提出建议。张景岳在《妇人规》"稳婆"一节所论十分周详，指出稳婆须选"老成忠厚"者，不然则为害不小。那些"忙冗性急"者以及"奸诡之妇"都为张景岳所亲见，也正如此，他对于稳婆对产妇造成的危害深有体会[70]。汪朴斋《评注产科心法》也云："此等人每一进门，极其性急，若候半日，即便动手。或被挖破胎胞，水即流出，误事者众。或儿身未转，性急坐草，用力太早，每每倒生、横

生伤胞坏事，其祸大矣。"稳婆能做的不过是等待胎儿
娩出，以手承接，剪断脐带，"未有在腹中能为力者也。
或早唤来，令其远坐以待生，不可令其动手探摸[71]"。
然而，用力太早并不是造成生产乏力的唯一原因，这一
点已为现代医学所证实[72]。

不当的助产方式是稳婆受到批判的主要原因[73]。另
一个原因则是贪财好利，而二者常常兼而有之[74]。汪
朴斋记载了一则难产医案，产妇是许卫中妻，迁延三四
日不能分娩，当稳婆想用拆胎法时，汪氏认为必不可，
若胎儿未死上冲于心，产妇胎儿皆不保；如果已是死
胎，药物也可下之。最终，汪氏"乃令稳婆出。随用佛
手散加炮姜二钱，厚朴一钱，煎服。时初更，至半夜而
生下。胎虽稳婆动手所伤，而产母无恙"[75]。所谓的拆
胎之法，历来受到医家贬斥。如《济生集》云："妄听
稳婆恐吓，将儿任其生采活剥，误遭凶残之手，以致母
子不保，惨不忍言[76]。"《罗氏会约医镜》云："更有稳
婆害人者，私以手指掐破水衣，极要关防。思欲急完此
家，恐有他家邀者，极误大事[77]。"这些医家道出稳婆
粗率了事的贪婪本质。但即便是同一位医家，对稳婆的
评价也可能前后矛盾。例如，作者在《罗氏会约医镜》
五十七篇中作者告诫产妇"莫听稳婆逼迫，莫听旁人言
语，或速或慢，自有时候"，而在六十四篇，遇到紧急
情况时又不得不依赖稳婆助产[78]。

大多数医家建议，择稳婆应首选年老稳重、经验丰
富者，采取"但要我用他，不可他用我"的态度[79]。尽
管有些男性医家认为稳婆"无书传，无师授，此理全然

不知，多执己见，胡做乱为，误人性命"[80]，但也有学者认为民间稳婆的技能可谓相当的专业化，其助产手艺一般来自自身经验积累、家族传承及拜师学艺[81]。

另外，一些记载也展示出男性医家与稳婆互相配合，共同探索助产技艺的情形（图 3-3）。在杨子健《十产论》流传之后，一些医家对书中的助产手法进行了改进，如《万氏妇人科》开始讲求稳婆助产的卫生，救逆产时"令其产母正身仰卧，务要定心定神，不可惊怖，却求惯熟稳婆，剪去手甲，以香油润手，将儿足轻轻送入，又再推上，儿身必转……[82]"。其次是强调术前观察，稳婆要对难产原因确定无误后，再行手法：救侧产时"亦令母仰卧，法如上。稳婆用灯审视，或肩或额，或左或右，务得其真"；救碍产时"令母仰卧，稳婆用灯审视，看脐带绊著儿之何处，仔细以手法轻取脱"。《济阴纲目》卷九记录稳婆对妊娠转胞的处理："遂令一老妇，用香油涂手，自产门入，托起其胎，溺出如注，胀急顿解"，并建议非妊娠妇人遇到此疾也"可令伶俐收生妇人，以手法转其胞，溺亦随出矣[83]"。对于转胞，《妇科秘书》斟酌各种方药后总结道"然总不如收生婆捉正为妙"。此外，《胎产须知》载："若坐婆有妙手，产讫便取下最捷。"《万氏妇人科》载："惟惯熟稳婆善取胎衣者，甚不劳力。"《保产全书》载："如稳婆知事者，能以手指取之，甚便。"具体方法是"令稳婆以二指趁带而上，直至胞口，向下一钩，则血倾胞下。其法甚捷"。对于子死腹中，《万氏妇人科》提到"取去死胎，以保其母，稳婆善取者尤妙"。

稳婆　　　免身不以贵贱分，　　瓜熟蒂落必临盆
　　　　　英雄须借稳婆手，　　又见春秋一代人

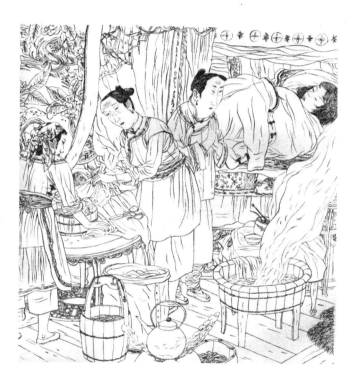

图 3-3　查加伍绘，蒋敬生配文：《江湖百业图》，天津：天津杨柳青画社，2019 年版。图中展现的是晚清时期稳婆在产妇家中实施救治的场景

晚清王清任《医林改错》下卷"怀胎说"描述了胎儿的形态发育过程，指出前人理论中的一些错误，并且对产婆的知识给予充分尊重和肯定，认为产婆对胎儿在不同月份所生长的不同形态是最了解的，而医生疏离临床，有很多错误的想象，应该访问收生婆以得到明确的知识，对那些盲目自信的医家提出了严厉的批评："既不明白，何不归而谋诸妇，访问收生婆？访问的确再下笔，断不致贻笑后人[84]"。而《聊斋志异》卷十三的故事则是将稳婆技艺神化的艺术表现："昔一稳婆出归，遇一狼阻道，牵衣若欲召之。乃从去，见雌狼方娩不下。妪为用力按捺，产下放归。明日，狼衔鹿肉置其家以报之。可知此事从来多有[85]。"

形形色色的稳婆活跃在市井之间，有机会为富豪阶层服务乃至进入宫廷供职，但她们的身份仍然低贱，有时受到权势威逼。即便从专业医籍十分有限的记载中，亦能窥视稳婆社会生活的一个侧面。如《女科撮要》卷下保产记载：

> 荆妇孟冬分娩艰难，产子已死，元气劳伤，用油纸捻烧断脐带，取其阳气以补之，俄间儿啼作声，即鹄儿也，若以刀物如常断之，其母亦难保生。此儿嗣后一二岁间，并无伤食作泻之症，可见前法之功。其稳婆又喜平日常施少惠，得其用心，能安慰母怀，故无虞耳。此稳婆云：止有一女，分娩时，适当巡街侍御行牌取我，视其室分娩，女为此惊吓，未产而

死，后见侍御，更以威颜分付。迨视产母，胎
虽顺，而头偏在一边，若以手入推正，可保顺
生。因畏其威，不敢施手。但回禀云，此是天
生天化，非人力所能立，俟其母子俱死[86]。

　　侍御请稳婆为其妻分娩，却惊吓了稳婆正在分娩的
女儿，最终两位产妇都不幸死去。从中可看出医患关系
的冲突与紧张。《女科秘要》中言，稳婆对产妇"生采活
剥，甚有逼死胎儿在腹，用碎割之法，以见已功，借此
尚欲居奇射利，以至母则受伤，子则惨死，祸不胜言"。
《王氏医存》中也说："稳婆见妇疼减，诳曰早系死胎，
乃用钩达儿手足，零割而下，居功索谢。种种残忍，不
堪尽述。"文后又举"吾邑马稳婆"故事，以此警示世人。

　　　　吾邑马稳婆，每次带刀，主人不知禁戒，
其胎均被割死，反索重谢，间伤产妇。同治八
年秋，邑东一产妇，身受其害，大呼立死。主
人齐至，见胎未下，而鲜血满前，亟搜得紫肉
一块，乃子宫被割断也。立将稳婆乱棒打死。
唤其子来，主人执其所割紫肉责问，其子叩
头，愿负母尸回葬。然彼但一命偿人二命耳，
其未偿之命尚多也！语云：不有显戮，必有鬼
责，地狱重重，殆为此辈设耶[87]！

　　马稳婆犯下残忍罪行，似乎死有余辜，可是主家擅
自打死，没有交付官府的行为也令人惊异，稳婆的地位

竟如此之低[88]。另一个问题则是，所有行"采割""拆胎"之法的稳婆都是愚昧无知、贪图名利吗？倘若真的胎死腹中，拆胎正是保全产妇生命最有效的办法。稳婆的贡献前文已经讨论，至于诸多负面评价出现的原因，其背后体现的医界风气将在下文论述。

负面形象探析

稳婆出身低微，没有接受过系统的医学理论教育，技术水平也良莠不齐。她们以女性身份游走于户外，是不可或缺的人群中相对次要的部分。这种矛盾认识，正是儒家社会性别体系造成的。同时，患病的女性身份越高，与男医的身体隔离程度也越高，于是在宋代进步迅速的产科至明清时期发展缓慢。在男医与女患、男医与女医的矛盾中，我们也看到了时代、社会阶层差异的影响。总体来说，世人对稳婆的评价趋于负面，负面形象的成因则归于医术低劣、女性身份与贪财好利的市侩作风。

拆胎：暴行还是创举

即便在产科医学进步的宋代，分娩技术仍是不成熟的。前述庞安时针刺救难的医案即有神化意味。由于医疗技术与医学理论的不成熟，医生们惯于将难产归咎于稳婆处理不当。至于能否施行毁胎之术，也是备受争议。"稳婆见妇痛减，诳曰早系死胎，乃用钩达儿手足，零割而下，居功索谢。""生采活剥，甚有逼死胎儿在腹，用碎割之法，以见己功，借此尚欲居奇射利，以至母则受伤，子则惨死，祸不胜言[89]。"前述均是贬责诋毁之辞，这是由于人们还未意识到毁胎术的必要性，并且受时代的技术条件所限，产妇受伤、死亡时有发生。尽管如此，我们并不能否认毁胎术在治疗难产中的重要作用，这些论争也侧面反映出毁胎术在清代已普遍运用。

"近有凶恶稳婆，故为恫嚇，妄施毒手，要取重价，脔而出之，索谢去后，产母随以告殂者有之，奈贸贸者尚夸其手段之高，忍心害理，惨莫惨于此矣！设果胎不能下，自有因证调治诸法，即胎死腹中，亦有可下之方；自古方书未闻有脔割之刑，加诸投生之婴儿者，附识于此，冀世人之憬然悟，而勿为凶人牟利之妖言所惑也[90]。"只因古书未记载毁胎手术就要禁止使用，医家对于民间稳婆的批评也反映出清代产科的一种发展趋势，即产科理论与实践领域的脱节。医家一味排斥刀割之用，是在生产应顺其自然的理论指导下对具体实践技术有效性的否定。

可以看到，宋以后稳婆的地位发生了变化。大体上，掌握话语权的男性医者从与稳婆的合作关系发展为"只可我用她，不可她用我"的支配关系，施行拆胎之法的马稳婆甚至被主家杖毙。这一矛盾发展到清代已不仅是质疑稳婆的市井习气、女性身份和技术优劣的问题，而是演变成了医学内部的激烈争论。虽然王清任等医家极力提倡处理难产时咨询稳婆的必要，但稳婆的分娩实践对于主流医学的补充和修正并没有像杨子健撰写

《十产论》一样再次出现。

批判：性别还是技术

一般认为，稳婆负面形象的成因之一是时人对女性从医的嫌恶。明代福建名医萧京抨击女医医术低劣，喜冒险用药，取媚于病人。他认为将妻妾子女性命任由医婆处置，造成误治或伤亡是非常愚蠢的行为。"夫男子业医，尚且庸谬；况妇人目不识丁，手不辨脉，一凭长舌取悦裙钗，三指藏刀，甘受隐戮，良足鉴耳"[91]，类似的言论还有很多，但仅从这些只言片语而否定女医及稳婆则有待商榷。

在性别因素之外，我们不可忽视的是，明清医书对庸医的批评是普遍的，而非仅仅针对稳婆。明代著名的外科医生陈实功提出的《医家五戒十要》中，就提出了医者从业的基本要求，如不可嫌贫爱富，要普同一等，尽力施予；不可贪图享乐，要亲力亲为，用意发药；对于特殊女性，"凡娼妓及私伙家请看，亦当正己视如良家子女，不可他意见戏，以取不正，视必便回"[92]。事实上，"五戒十要"的提出正意味着明代民间医生在医术与医德方面的普遍缺失，庸医误诊误治的事例屡见不鲜。

明代医家徐春甫对当时的医疗风气也有所批判。医学贵精，无知者略读几部书便狂妄自大，谄媚求名，已成流弊[93]。这与明代印刷业发达，医学科普书、日用书、入门书的大量出版不无关系。由于医学知识的大众化，加上印刷出版市场日盛，许多上层家庭和具有文化素养的士人多半拥有一些普及性或参考性的医书[94]。民间从医的门槛降低了，而政府也缺乏相应的考核标准。明代李开先（山东章丘人，1502—1568 年）认为学医多为无奈之举，"但读书无成，及作秀才不终者，方去学医，以为安身之地、糊口之资，岂有不善为儒，而顾善为医者乎？在此不能援儒而入于医，在彼亦不能推医而附于儒。若是者，欲其不费人焉，胡可得哉？"[95]

清代医者徐大椿对比了明清与宋元两代医者，《周礼》中的医师考核制度、宋神宗时设置的内外医学教授、任用升迁的方式与考试内容皆有法可循，"故当时立方治病，犹有法度。后世医者，大概皆读书不就，商贾无资，不得已而为衣食之计。或偶涉猎肆中，剿袭医书，或托名近地时医门下。始则欲以欺人，久之亦自以为医术不过如此。其误相仍，其害无尽，岐黄之精义几绝矣[96]"。徐氏在分析了时弊成因和危害后，还提出许多解决方案，如选择学问渊博、品行良好的医者作为考官，既负责颁发行医执照也负责定期考核医生们的知识和技能，考试分为针灸、大方、妇科、幼科兼痘科、眼科和外科；试题则着重考查医学理论、本草方书和陈述日常临证经验。尽管徐大椿的对策涵盖了考核内容、奖惩制度等方方面面，但在当时并没有实施。

明清社会充斥着各形各色的医者，有些有官职头衔，有些俱累世家学，有些经过举业养成。上面的这段话反映了世医群体对由儒及医人群的排斥。沈长卿《庸医杀人说》谚曰"秀才学医，如菜作齑"。予谓好秀才学医，则为良医、为名医、为时医；低秀才学医，只成就得一个庸医而已。凡物以本质为主，麤恶之溺器，千百年后，断不作骨董卖也。……贫贱之人，何业不可糊口，而偏以人命为尝试，其情诚可痛恨[97]。就连《希波克拉底文集》也不断抨击其他医生的手艺。盖伦将其同时代的绝大多数医生描写得又无知又贪婪，把他们比作居住在山林里抢劫过路行旅人的强盗[98]。

可以说，对庸医的痛恨贯穿于整个医学发展的始终，而相当一部分对稳婆的批判是在这个大背景下产生的，性别因素不应过分渲染。女医及稳婆不可或缺。技术优良、品行高尚者仍是受到肯定和赞扬的，如女医谈允贤[99]。中国古代的女医及女性医护者有着广阔的生存空间，原因是男女有别的另一层含义，即男女身体或空间上的隔离。宋以后，这一矛盾日益加剧，使得女医与医婆大受欢迎，如李东阳所说："非女医之所治者，虽名家术士未尝信之[100]"。像谈允贤这样具有家学渊源、医术高超的女医更为女性病人信服。谈允贤之弟谈一凤称："乡党女流得疾者，以必延致为喜。"朱恩《读〈女医杂言〉》也谈到了女医受欢迎的原因："妇人医妇人，则以己之性气，度人之性气，犹为兵家所谓以夷攻夷，而无不克[101]"。

刻板形象：艺术还是医学

前文已述，姑婆族群的职业属性是相当混淆的，开放性极大，常常一人身兼数职。如《金瓶梅》中的王婆："做媒婆，做卖婆，做牙婆，又会收小的，也会抱腰，又善放刁[102]。"还有《醒世恒言》"闹樊楼多情周胜仙"中的王婆"唤作王百会,与人收生,作针线,作媒人,又会与人看脉,知人病轻重,邻里家有些些事都浼她[103]"。"百会"的称号充分说明了这些角色的共通性,因此都是可以互换的[104]。

三姑六婆阅历丰富,处事圆滑,洞悉人性,能言善辩,她们必须依靠自己的劳动力维持基本的生活,为稻粱谋,自然大抵上是贪财的。她们既属中下层,思想观念与士大夫阶级自然有别,对于儒家伦理道德也不以为意,这是她们不可避免的人格缺陷。但小说中的姑婆群体终究只是一种类型化的艺术形象,代表了下层社会中令知识分子深恶痛绝的某些典型女性,是价值判断下的产物,而非普遍化的"反映"。礼教森严的环境下,她们在性格和行事上存在着许多明显的缺点,但是,这些缺点未必是她们专属的,毋宁说这是一种普遍的现象,在文学形式上集中反映出来而已。模式化的形象已不能反映社会现实[105]。

注释

[1] [汉] 班固:《汉书》卷 97:外戚传,1962 年。"免乳为产子也。大故,大事也。"

[2] [晋] 陈延之:《小品方》,1983 年,24 页。

[3] "入月"一词,有时也指女性的月经期。李时珍《本草纲目》:"女人入月,恶液腥秽,故君子远之。为其不洁,能损阳生病也。"此说妇人月水不洁,君子当远之,不仅如此,经期女性也被列入合药禁忌。《本草纲目》引《博物志》云:"扶南国有奇术,能令刀斫不入,惟

以月水涂刀便死。此是秽液坏人神气，故合药忌触之。"见钱超尘等校《金陵本〈本草纲目〉新校正》，2008 年，1827 页。

[4] [宋] 吴自牧：《梦粱录》，杭州：浙江人民出版社，1980 年，190 页。

[5] [宋] 孟元老：《东京梦华录》，北京：中国画报出版社，2016 年，133–134 页。

[6] [宋] 四水潜夫辑《武林旧事》，杭州：浙江人民出版社，1984 年，129–131 页。"银绢等物"为罗二百匹、绢四千六百七十四匹、金二十四两八钱四厘、银四千四百四十两、银钱三贯足、大银盆一面、醮酴沈香酒五十三石二斗八升、装画扇子一座、装画油盆八面、簇花生色袋身单一副、催生海马皮二张、檀香匣盛硾铜剃刀二把，金镀银锁钥全、彩画油栲栳籭箕各一、彩画油砖八口、彩画油瓶二、新罗漆马衔铁一副、装画胎衣瓶、铁秤锤五个、铁钩五十条、眠羊卧鹿二合各十五事、锦沿席一、绿席毡、蒲合、褥子各二、玛瑙缬绢一匹、大毡四领、干蓐草一束、杂用盆十五个、暖水釜五个、绿油柳木槌十个、生菜一合、生艾一斤、生母姜二斤、黑豆一斗、无灰酒二瓶、米醋二瓶、纽地黄汁布二条、滤药布二条、香墨十铤、鸡子五十个、小石子五十颗、竹柴五十把、红布袋二、带泥藕十挺、生芋子一合、银杏一合五十斤、嘉庆子五十斤、菱米五十斤、荔枝五十斤、胡桃二千个、圆眼五十斤、莲肉五十斤、枣儿五十斤、柿心五十斤、梁子十合、吃食十合。

[7] [唐] 孔思邈：《备急千金要方校释》卷 2，1997 年，38 页。

[8] [日] 丹波康赖：《医心方》卷 23 引《产经》，2011 年，461 页。

[9] 产前将护法："凡妇人妊娠入月，不可沐头，湿冷流于足太阳之经，多令子横逆不顺，戒之戒之！又切忌饮酒，恐产时心神昏乱。" [宋] 朱端章：《卫生家宝产科备要》卷 1，北京：中华书局，1985 年，3 页。

[10] [唐] 孙思邈《千金要方》卷 2，38 页。

[11] 李贞德：《女人的中国医疗史——汉唐之间的健康照顾与性别》，2008 年，89 页。

[12] 临产门眉批云："原有产图此不载录，亦祝由法也"。武之望：《济

阴纲目》卷 10，肖诗鹰、昊萍点校，沈阳：辽宁科学技术出版社，1997 年，193 页。

[13] 周颋《经效产宝》序："医之中唯产难为急，子母命，悬在片时，颋勤志方书，常思救疗，每览名医著述，皆志于心"。转引自 [日] 丹波元胤：《中国医籍考》，北京：人民卫生出版社，1956 年，964 页。

[14] 马大正：《中国妇产科发展史》，1991 年，120 页。

[15] [宋] 陈自明：《妇人大全良方》卷 17，2003 年，321 页。

[16] [明] 王化贞：《产鉴》，载《产鉴新解》，张磊、庞春生、冯明清等注释，郑州：河南科技出版社，2013 年，54 页。

[17] [唐] 王焘：《外台秘要方》，高文铸校注，北京：华夏出版社，1993 年，676 页。

[18] [宋] 陈沂：《陈素庵妇科补解》，杜慧芳注，北京：人民军医出版社，2012 年，154 页。

[19] [明] 岳甫嘉：《妙一斋医学正印种子编》，1986 年，89 页。

[20] [明] 王化贞：《产鉴》，2013 年，54 页，63 页。

[21] [清] 俞震：《古今医案按》卷 9：女科，汪石山医案。还有一些是根据孕妇的身体状况处方调摄，如俞震建议气血两虚兼热的产妇"临月多服人参。母气既旺，其产自顺。"不展开论述。马大正《小议瘦胎散》，载《马大正中医妇科医论医案集》，北京：中医古籍出版社，2006 年，18 页。原刊于《中医药研究》1988 年第 5 期。

[22] [宋] 陈自明：《妇人大全良方》卷 16：入月预备药物第十，2003 年，319–320 页。

[23] [明] 朱橚等编：《普济方》第 8 册卷 344，北京：人民卫生出版社，1959 年，720 页。

[24] 如小石子三五十颗"贮一筐子中，临产烧下，沃醋两盆子盛。更置产妇面前，醋气必须猛烈，无小石以小砖子代之"；煖水釜"五斗已上者，泥在近处，入月后昼夜须要煖水"。

[25] 《史记正义》："襁，长尺二寸，阔八寸，以约小儿于背。褓，小儿

被也。"

[26] 《清俗纪闻》参考曾繁花博士论文:《晚清女性身体问题研究——基于若干报刊的考察》,广州暨南大学,2011 年,79–81 页。[日] 中川忠英:《清俗纪闻》卷 6,东都书肆,宽政己未年（1799）刻本,1–4 页。

[27] [晋] 陈延之:《小品方》,1983 年,24 页。

[28] [隋] 巢元方:《诸病源候论》卷 43:妇人难产病诸候五,2013 年,820 页。

[29] 李贞德:《女人的中国医疗史——汉唐之间的健康照顾与性别》,2008 年,98 页。

[30] 陈自明《妇人大全良方》卷 17 引杨子建《十产论》,"坐产者……当从高处牢系一条手巾,令产母以手攀之"。[宋] 陈自明:《妇人大全良方》,2003 年,325 页。

[31] [宋] 朱端章:《卫生家宝产科备要》,1985 年,67 页。

[32] Furth C. Concepts of Pregnancy, Childbirth, and Infancy in Ch'ing Dynasty China[J]. The Journal of Asian Studies, 1987, 46（1）: 7–35.

[33] [唐] 王焘:《外台秘要方》,1993 年,562 页。

[34] 臧瑜、黄静、陈海英、陆虹:《第二产程不同分娩体位应用现状及效果的研究进展》,《中国护理管理》2019 年第 6 期,946–951 页。

[35] 张廷玉等:《明史》第 28 册卷 323,1974 年,8375 页。

[36] 刘兴会、贺晶、漆洪波主编:《助产》,北京:人民卫生出版社,2018 年,417–418 页。临床研究参考查锦芬、宋华梅、毛巧玲:《水中分娩对低风险产妇围产期妊娠结局的影响》,《中国妇产科临床杂志》2019 年第 3 期,249–250 页。

[37] [唐] 昝殷:《经效产宝》（影印版）,北京:人民卫生出版社,1955 年,10 页。

[38] [唐] 孙思邈:《千金翼方》（影印版）,北京:人民卫生出版社,1955 年,317 页。

[39] 脱脱等:《宋史》卷 462:方技传,北京:中华书局,1977 年,

13521–13522 页。

[40] [宋] 周密：《齐东野语》卷 14，上海古籍出版社，2012 年，142–143 页。

[41] 现代学者亦有不同的看法，李琳推断"本案产妇应初为横产或为头位头手复合先露，尤以第二种情况可能性为最大。分娩过程中，儿手先出，胎不能下，必得将儿手推上送回胞中，行外倒转或内倒转术，使胎位成头位乃有可能娩出。然七日不能下者，疑稳婆在转胎过程中误将儿手推至胞外，此时儿一手在胞外则不能转位而出，也只有在这样的情况下，庞安时才有可能从产妇腹壁外扪及儿手所在，针其虎口，'儿既痛，即缩手'，使胎儿手缩回胞中，儿即下。故取儿视之，右手虎口针痕存焉。"李琳：《庞安时针刺治疗难产案考辨》，《中华医史杂志》1988 年第 3 期。

[42] 《东京梦华录》卷 3："马行北去，乃小货行时楼，大骨传药铺，直抵正系旧封丘门，两行金紫医官药铺，如杜金钩家，曹家独胜元，山水李家口齿咽喉药，石鱼儿班防御，银孩儿柏郎中家医小儿，大鞋任家产科，其余香药铺席。"[宋] 孟元老：《东京梦华录》，2016 年，69 页。

[43] [宋] 陈自明：《妇人大全良方》卷 17：难产门。

[44] [唐] 昝殷：《经效产宝》卷上：治难产诸疾方论第十三，1955 年，9 页 b。

[45] "俗以水噀母面，皆惊，而肠亦收之。盖惊则气散，恐反致他症，戒之"，新的治疗方法为："以莗麻子四十九粒，研烂涂产母头顶，待肠收上，急洗去。设或为风吹干不能收者，以磨刀水少许，温热拭润其肠，再用磁石煎汤服之即收上。磁石须阴阳家用有验者。"[明] 薛己：《女科撮要》，载《薛氏医案》，张慧芳，伊广谦校注，北京：中国中医药出版社，1997 年，946 页。

[46] [宋] 陈自明：《妇人大全良方》卷 17，325 页。

[47] [宋] 陈自明：《妇人大全良方》卷 17，325–326 页。

[48] 例如对于"胞衣不出，胸腹胀痛"等证，稳婆告诉他："宜服益母

草丸。或就以产妇头发，入口作呕，胎衣自出。"

[49] [元]陶宗仪：《南村辍耕录》，上海古籍出版社，2012年，118页。

[50] [清]褚人获：《坚瓠集二》卷4：三姑六婆，李梦生点校，上海古籍出版社，2012年，482页。

[51] 张德英：《稳婆》,《文史知识》2003年第3期，87页。

[52] [清]亟斋居士：《达生编》上卷，书中又说，"按收接二字之义。因其年老惯熟。令其接儿落地。收儿上床耳。原非要他动手动脚也。"显示出对这一职业的不屑。见《中医古籍珍本集成》妇科卷《增广大生要旨、达生编》，长沙：湖南科技出版社，2014年，401页，

[53] 梁其姿：《前近代中国的女性医疗从业者》，收录于李贞德、梁其姿主编：《妇女与社会》，北京：中国大百科全书出版社，2005年，365页。我国现代助产专业起源于20世纪初，1908年7月，中国第一位留美女医生金雅梅创办了北洋女医学堂，其设立的助产班标志着中国助产行业的开始，1928年7月《助产士条例》的公布标志着官方对新式助产者的定名，及"助产士"。随着人类历史的发展，助产士逐渐成为一门职业，其角色也逐渐向结构化方向发展，其角色功能也从学徒制向职业角色转化，反映了助产专业概念的产生。在当代，助产士的角色已经演变成受到国际社会认可和尊重的职业。助产士的职责已经扩展到全生命周期的生殖健康服务、健康咨询和教育领域。同时，助产士也承担起教育者、管理者和研究者的角色。助产士的职业领域已远远超出怀孕和分娩这一阶段，而扩展到全生命周期，涵盖了包括如青少年生殖健康、计划生育、围绝经期保健，以及为新生儿和社区提供基本保健服务。参见刘兴会，贺晶，漆洪波主编：《助产》，2018年，1—2页。

[54] [清]李绿园：《歧路灯》，北京：华夏出版社，1995年，175页。

[55] 李埏、李伯重、李伯杰：《走出书斋的史学》，2012年，204页。

[56] 《中国方志集成》省志辑，福建4,《道光重纂福建通志》2，南京：凤凰出版社，2011年，348页a。

[57] [宋]袁采：《袁氏世范》，贺恒祯，杨柳注，天津古籍出版社，

1995 年，152 页。

[58] [唐] 房玄龄：《晋书》卷 30：刑法志，北京：中华书局，1974 年，915 页。

[59] [清] 西周生：《醒世姻缘传》72 回，北京：华夏出版社，1995 年，599 页。

[60] [明] 葛天民，[明] 吴沛泉辑：《明镜公案》，北京：中国戏剧出版社，2000 年，404 页。

[61] [宋] 宋慈：《洗冤集录》卷 2，贾静清点校，上海科学技术出版社，1981 年，24 页。

[62] 本段参考吕变庭：《礼法合流与宋慈的法医学思想》，《文史知识》，2018 年第 5 期，10-15 页。《洗冤集录》卷 2，1981 年，12 页，22 页。

[63] 李鹏年：《清代六部成语词典》，天津人民出版社，1990 年，351 页。

[64] [明] 沈榜：《宛署杂记》，北京出版社，1961 年，76 页。

[65] [清] 西周生：《醒世姻缘传》第 80 回，1995 年，666 页。

[66] [清] 徐大椿：《医学源流论》，刘洋校注，北京：中国中医药出版社，2008 年，25-26 页。

[67] 陈治道序言，转引自 [日] 丹波元胤：《中国医籍考》，1956 年，982 页。

[68] [明] 孙志宏：《简明医彀》卷 7，余瀛鳌点校，北京：人民卫生出版社，1984 年，409 页。

[69] [日] 丹波元胤：《中国医籍考》，1956 年，982 页。

[70] "预先嘱之，及至临盆，务令从容镇静，不得用法摧逼。余尝见有稳婆忙冗性急者，恐顾此失彼，因而勉强试汤，分之掐之，逼之使下，多致头身未顺而手足先出，或横或倒，为害不小。若未有紧阵，不可令其动手，切记，切记！又或有生息不顺，及双胎未下之类，但宜稳密安慰，不可使产母闻知，恐惊则气散，愈难生下。又尝见有奸诡之妇，故为哼讶之声，或轻事重报，以显己能，以图酬谢，因致产妇惊疑，害尤非细，极当慎也。" [明] 张介宾：《景岳全书》，孙玉信、朱平生主校，上海：第二军医大学出版社，2006

年，454 页。

[71] 临产事宜方论。见裘庆元辑《三三医书》，北京：中国中医药出版
社，2016 年，643 页。

[72] 所谓"早用力"，应是指第一产程后期过早用腹压，或膀胱充盈影
响胎先露部向下，导致继发性宫缩乏力。造成子宫收缩乏力的原因
还有很多，如头盆不对称，胎先露不能紧贴子宫下段及宫颈，因而
影响反射性子宫收缩，是继发性宫缩乏力的最常见原因。以及子宫
因素：子宫过度膨胀，如多胎妊娠、巨大儿、羊水过多等；子宫畸
形，如双角子宫等；子宫发育不良、经产妇或子宫肌瘤。

[73] 相关的记载有很多。如《胎产指南》：一因忧惶：将产之时，有等
愚蠢稳婆，不审正产与转胎，但见腹痛，遂用努力催生，产妇听
从，以致横生。金代医家张从正在《儒门事亲》"收产伤胎"一节
记载稳婆的野蛮举动："一孕妇年二十余，临产召稳婆三人，其二
婆极拽妇之臂，其一婆头抵妇之腹，更以两手扳其腰，极力为之。
胎死于腹，良久乃下，儿亦如血，乃稳婆杀之也。岂知瓜熟自落，
何必如此乎？……又一妇人临产，召村妪数人侍焉。先产一臂出，
妪不测轻重拽之，臂为之断，子死于腹。"鉴于这些事例，张从正
因此感叹："产后无他事，因侍妪非其人，转为害耳"。产婆助产技
术的良莠已经得到医家的高度重视。[金]张从正：《儒门事亲》卷 7，
北京：中国医药科技出版社，2011 年，163–164 页。

[74] 稳婆贪财好利的形象，可参阅反映明代南京市井行业的小令曲集
《滑稽余韵》："收生有年，五更半夜，不得安眠，手高惯走深宅院，
几辈流传。看脉知时辰远近，安胎保子母完全。搐镶的心不善。刚
才则分娩，先指望洗三钱。"[明]陈铎：《滑稽余韵》，载《全明散曲》
卷 1，谢伯阳编，济南：齐鲁书社，1994 年，547 页。

[75] [清]汪朴斋：《评注产科心法》，见裘庆元辑《三三医书》，2016 年，
645 页。

[76] [清]王春亭：《济生集》：自序。转引自严世云：《中国医籍通考》
卷 3，上海中医学院出版社，1992 年，4004 页。

[77]　[清]罗国纲:《罗氏会约医镜》,王树鹏、姜钥文、朱辉等校注,北京;中国中医药出版社,2015年,438页。

[78]　"逆产者,儿方破胞而出,被母努力一逼,所以直下;或者气血不足,儿无力转身,亦或有之。此际儿直下,不少停留,宜稳婆实时抢出,以救其母。若脚出而不即下,宜令产母仰卧,定心定神,不可惊怖。却用惯熟稳婆,剪去手甲,以香油润手,将儿足轻轻送入,又再推上,儿必搏身。随服大补荣卫汤,身转头正,然后扶掖起身,用力一送,儿即生矣。母子俱全,此在稳婆之良。"[清]罗国纲:《罗氏会约医镜》,2015年,436页、441页。

[79]　[清]张曜孙《产孕集》:"宜预择委善者用之,盖隐曲之事,非此辈不能为,而愚蠢奸狡之辈,或妄为动作,故事恐吓,戕人性命,以炫己之术,不可不慎,大率以年老为佳,盖年老则历事多而性稍醇也。"收入《珍本医书集成》8外科妇科儿科类,上海:上海科学技术出版社,1986年,27页。[清]亟斋居士《达生编》上卷:"或曰。稳婆不必用乎。曰既有此辈。亦不能不用。但要我用他。不可他用我。全凭自家作主。不可听命于彼耳。大约此等人多愚蠢。不明道理。"(2014年,400页)《医宗金鉴》卷47:妇科心法要诀:"临产稳婆须预择,老成历练又精明,无故莫教使手法,宽心宁耐待时生。"(1994年,550页)《胎产心法》卷中:"稳婆宜加选择须知:凡孕妇临产,当选年高有经识稳婆,及纯谨妇女一二人扶持。倘误用无知孟浪妇女收生,不审察是正产与转胎,一见腹痛,乱将双手摸孕妇腹上,夹腹两边重按,欲其直下,以免横生,此第一误人性命者……更有稳婆无知害人,私有手指掐破水衣者,极须防范。"[清]阎纯玺:《胎产心法》,田代华、郭君双点校,北京:人民卫生出版社,1988年,308-309页。

[80]　[清]单南山:《胎产指南》,张晋峰注,北京:人民军医出版社,2012年,53页。

[81]　参见李伯重。清代前期江苏泰州人徐述夔编纂的短篇小说集《八洞天》卷8中的故事。

[82] [明]万全:《万氏妇人科》，1983年，40页。

[83] [明]武之望:《济阴纲目》卷9，1997年，108页。

[84] [清]王清任:《医林改错》，1991年，54页。

[85] [清]蒲松龄:《聊斋志异》，武汉:长江文艺出版社，2018年，513页。

[86] [明]薛己:《女科撮要》，1997年，946页。

[87] [清]王燕昌:《王氏医存校注》，程传浩，吴新科校注，郑州:河南科学技术出版社，2014年，114页。

[88] 张璐的博士论文分析了近世产婆的诉讼案件，发现稳婆一旦涉讼，无论有无证据证明其确有过错，大都会被处以取消营业执照或拘留的惩罚。

[89] [清]静光禅师:《女科秘要》，见裘庆元辑《珍本医书集成》，北京:中国医药科技出版社，2016年，1048页。

[90] [清]沈尧封:《沈氏女科笺疏》，见裘庆元辑《三三医书》第3册，北京:中国医药科技出版社，2016年，303页。

[91] [明]肖京:《轩岐救正论》，北京:中医古籍出版社，1983年，137页。

[92] [明]陈实功:《外科正宗》，吴少祯，许建平点校，北京:中国中医药出版社，2002年，285-286页。

[93] "医学贵精，不精则害人匪细。间有无知辈，窃世医之名，抄检成方，略记《难经》《脉诀》不过三者尽之，自信医学无难矣，此外惟修边幅，饰以衣骑，习以口给，谄媚豪门，巧彰虚誉，摇摇自满，适以骇俗。一遇识者洞见肝肺，掣肘莫能施其巧，犹面谀而背诽之。又讥同列看书访学，徒劳自苦。凡有治疗，率尔狂诞，妄投药剂。偶尔侥效，需索百端;凡有误伤，则曰尽命。俗多习此为套，而曰医学无难，岂其然乎? 于戏! 而医日相流弊矣，无怪乎缙绅先生之鄙贱矣。欲其有得真医亦寡矣。"[明]徐春甫:《古今医统大全》，崔仲平，王耀廷校，北京:人民卫生出版社，1991年，213-214页。

[94]　余新忠、杜丽红主编：《医疗、社会与文化读本》，北京大学出版社，2013 年，319 页。

[95]　李开先：《李开先集·闲居集》卷 5，载《陆歧泉〈奕世儒医赠言录〉序》，北京：中华书局点校本，1959 年，301 页。

[96]　[明] 徐大椿：《医学源流论》，2008 年 93 页。

[97]　[明] 沈长卿：《沈氏弋说》卷 5：庸医杀人说，载《四库禁毁书丛刊》子部第 21 册，北京出版社据明万历四十三年刊本影印，1997 年，52–53 页。

[98]　[美] 约翰·伯纳姆：《什么是医学史》，2010 年，19 页。

[99]　"亚中府君先在刑曹，奉政府君 (谈允贤祖父) 暨大母太宜人茹就养。妾时垂髫侍侧，亚中府君命歌五七言诗及诵《女教》、《孝经》等篇以侑觞奉政。奉政喜曰：此女甚聪慧当不以寻常女红拘之，使习吾医可也。妾时能记忆不知其言之善也，是后读《难经》、《脉决》等书，昼夜不辍，暇则请太宜人讲解大义顿觉了无窒碍，是已知其言之善，而未尝有所试也。"

[100]　[明] 李东阳《怀麓堂集》卷 38：记女医。

[101]　载《女医杂言》。尼哈尔在 1760 年的《助产技艺论》中将所有男接生婆的活动描述为粗俗卑鄙的。她对斯梅利从事的解剖工作的背景进行了猛烈的抨击，提出许多男接生婆之所以转向助产领域是因为他们是失败的医生，并且她还充满厌恶地谈到一位男接生婆触摸一名孕妇的情景。在讨论完伦理行为的问题之后，尼哈尔进一步利用同时代关于身体不同部分 "协同一致" 的观念，提出女医师对怀孕有着更为精微、协调的理解，她写道："有时助产婆自己就是孩子的母亲，除了她们的个人经验之外，还有一种来自身体性器官与自身怀孕的直觉引导，它们对心智和性活动有着本能的影响。" [英] 克莱尔·汉森：《怀孕文化史》，章梅芳译，北京大学出版社，2010 年，24–25 页。

[102]　[明] 兰陵笑笑生：《金瓶梅》，张竹坡评，济南：齐鲁书社，1991 年，56 页。

[103]　[明] 冯梦龙:《醒世恒言》,长沙:岳麓书社,2012 年,182 页。

[104]　《初拍》之《酒下酒赵尼媪迷花,机中机贾秀才报怨》:话说三姑
六婆,最是人家不可与他往来出入。盖世此辈功夫又闲,心计又
巧。亦且走过千家万户,见识又多,路数又熟。不要说有些不正
气的妇女,十个着了九个儿,就是一些针缝也没有的,他会千方
百计弄出机关,智塞良、平,辩同何、贾,无事诱出有事来。所
以宦户人家有正经的,往往大张告示,不许出入。其间一种最狠
的,又是尼姑。他借着佛天为由,庵院为囤,可以引得内眷来烧
香,可以引得子弟来游耍。见男人问讯称呼,礼数毫不异僧家,
接对无妨;到内室念佛看经,体格终须是妇女,交搭更便。从来
马泊六、撮合山,十桩事倒有九桩是尼姑做成、尼庵私会的。[明]
凌濛初:《初刻拍案惊奇》,北京:华夏出版社,2002 年,78 页。

[105]　见林保淳:《三姑六婆、妒妇、佳人——古典小说中的女性形象》,
北京:中华书局,2013 年。

哺育：母职身份的确认

生产既毕，产妇进入坐月子阶段。对于坐月子的卧室，民间有大量的规定，首先要对卧室进行沃醋洒扫，"宜于房门外烧砖，以醋沃之置于房中"，使害怕醋气的鬼物邪怪闻之逃逸。其次，对坐月子的房间要"遮围四壁，使无孔隙，免致贼风"，产妇欲方便时"特忌上厕便利，宜室中盆上佳[1]"。然后是卧具的要求，应"高倚床头，厚铺茵蓐"，避免着凉。对于坐产的产妇，产后禁忌立即躺卧，应闭目而坐一段时间再"扶上床仰卧，不得侧卧；宜立膝，未可伸足"，以便尽快排出恶露[2]。最后应避免房事。孙思邈《备急千金要方》曰："凡产后满百日，乃可合会，不尔一至死虚羸，百病滋长，慎之。""妇人患风气，脐下虚冷，莫不由此早行房故也[3]。"

另一项重要的工作便是哺乳。《释名》曰："人始生曰婴儿。胸前曰婴，抱之婴前，乳养之也[4]。"周岁之内的婴儿亦称芽儿。《黄帝内经》只记载六岁以上小儿疾病，"其六岁已还者，经所不载，是以乳下婴儿病难治者，皆无所承按故也"[5]。北宋钱乙著《小儿药证直诀》，使小儿经方别为专门，"而其书亦为幼科之鼻祖"（《四库全书总目提要》）。唐宋时期有关新生儿养护、哺乳之记载渐趋精详。宋徽宗敕编的《圣济总录》，基本囊括了小儿初生养护的一般工作。

> 盖未生之初，禀受本于父母。既生之后，断脐、洗浴、择乳、襁褓皆有常法，谨守其法，无所违误。犹或胎气禀受有强弱，骨骼所具有成亏，而寿数之修短系焉。是以昔人于字乳之法，至纤至悉。初生之时，先去恶血，去血之后，次与丹蜜。恶血在里，则吐利以除之。气有所亏，则灸焫以助之，或呵脐，或卫囟，然后饮乳用哺，无令惊恐，庶几其有成也[6]。

本章援引的史料多来自幼科医籍，但所论重点不在小儿。首先以拭口、断脐为例，略论哺乳前的准备，其间包括婴儿与母亲两方面。继而从妇幼医籍入手，探讨古代中国的哺乳方式、禁忌、涉及的身体认识。出于种种原因，当生母无法哺乳或不愿哺乳时，则需雇佣乳母来代替。从医籍看来，历代挑选乳母的标准虽略有差异，基本原则几乎不变。就实际情况而言，乳母或供职于富豪之家，或供职于宫廷、育婴堂，因服务阶层不同，其生存境遇有着较大差异。借助于医案、笔记、方志，颇可知当时乳养情况之一斑。直至断乳，女性的生育之路才算告一段落。

拭口、断脐与哺乳

婴儿离开母体，与子宫脱离了联系，并不意味着与母体完全分离。在仔细完成拭口、断脐、裹脐等工作后，婴儿马上将与母亲的乳房建立新的联系。汉字"母"为象形字，象母亲有乳之形。古人很早就意识到哺乳对于成为母亲的重要性，似乎仅仅完成了受孕、分娩的女人还不足以称为母亲，只有捧着乳房哺育婴儿，才是完美的母亲形象。

拭口下胎毒

为初生婴儿拭口去毒，是哺乳前的一项重要工作，多由稳婆或其他收生者完成，目的是为免除或预防某些疾病。婴儿在母腹中，随母呼吸，借胎液以滋养，口中毒液也应与此有关。故古代医家认为，胎儿妊娠过程当自母体承得一种热毒，为未来染病之源。既如此，"拭口"就变得更加重要。《幼科发挥》曰："小儿诸疮，皆胎毒也。父母命门之中原有伏火，胚胎之始，儿即受之，既生之后，其火必发为痈疽、丹疹、疥癣一切恶疮，名曰胎毒者是也。古人立法于儿初生之时，有拭口法，有黄连甘草朱蜜法，无非为解毒而设也[7]。"主张婴儿诞生后，用一些清热利下之剂，先清理肠胃，除去其"胎毒"，再进行喂乳[8]。

拭口之法，最早如孙思邈《备急千金要方》所言："小儿初生，先以绵裹指，拭儿口中及舌上青泥恶血，此为之玉衡（一作衔），若不急拭，啼声一发，即入腹成百病矣。"还应煮一合甘草汁,"以绵缠沾取,与儿吮之"[9]。吸吮后的药汁令小儿尽快由口排出,以求聪明无病。若一合饮毕不吐,则说明不含恶血。但为防万一,还要予之朱蜜,"以镇心神,安魂魄也"[10]。《小儿集验方》记载的步骤则更为详细:"小儿初生,每日以井华水或微温水,将洁净旧软帕子裹乳母手指,蘸水撩拭小儿口中,因而捺舌及两颊,令稍宽舒,即不生口噤、积热、风疾等病。京畿与山东人多能之,谓之捺儿口。拭毕,仍用少研细入麝者,干坯子胭脂涂口中,令儿美乳食。"一方面是为免除疾病,另一方面则为顺利哺乳、吸收营养做准备。由唐至宋,拭口愈为病家所重视。《小儿卫生总微论方》曰:"此法不问儿虚实壮怯,皆须服之[11]。"《小儿集验方》还特别记录了一位擅长为小儿拭口的老妪的事迹[12]。

明代医家鲁伯嗣所著《婴童百问》分十卷,每卷十门,将有关婴幼儿初生养护及疾病诊治的内容分为一百个问题予以阐述,王肯堂序言誉之"爱子者不可无是书"。《婴童百问》将"拭口"列为第一问,即新生儿照护的第一步,可见其重视程度。

> 婴童在胎,禀阴阳五行之气,以生成五脏六腑,百骸之体悉具,必借胎液以滋养之,受气既足,自然分娩,初离母体,口有液毒,啼声未出,急用软绵裹指,拭去口中恶汁,虽是良法;然仓卒之际,或有不及如法者。古人有黄连法、朱蜜法、甘草法,用之殊佳,免使恶

物咽下，伏之于心，遇天行时气，久热不除，乃乘于心，心主血脉，得热而散，流溢于胃，而胃主肌肉，发出于外，故成疮疹之候，世之长幼，无有可免者。若依初生拭口之法，得免痘疹之患，或有时气侵染，只出肤疮细疹，易为调理，亦孩童之幸也[13]。

大部分医家主张"拭口"在婴儿啼哭未发时进行，贵在神速[14]。明代医家王銮还创制了淡豆豉法，以解决虚弱小儿下胎毒的问题[15]。对前人提倡的拭口法及胎毒理论，张景岳提出质疑，但未给出充分的理由[16]。清代无名氏所撰《医方辨难大成》，继张景岳之后再一次否定初生婴儿口中含恶血，并提出根据气候寒暑，选用不同方药调治。

小儿初离母腹，其口中并无他物，以母腹资脐蒂以生养，胞中赖精血以氤氲。浊血本无从入，秽血本无由入，法有先取口中恶血者，殆未深思其理，不可为训也。惟牢产时之寒暑，牢产母之盛衰，预杜其为寒为热之气，恐有或伤；先防其毒气毒邪之殃，恐有或感。法以盛暑之际，用黄连煎汁，滴取三五点许，以黄连其味清凉，功在善解热毒也。严寒之候，用香豉煎汁，滴取三五点许，以豉其味轻腐，力能宣发寒气也。温平之月，用甘草煎汁，滴取三五点许，以甘草其性温平，气能调燮祛毒也。此数法者，理既可通，用亦适当，洵宜遵守。他如胭脂拭口法：用胭脂煎汁，绵裹蘸洗口中，以除热免后患口。以殊蜜与服，法用朱砂和蜜炼丸，煎化滴入腹内，取蜜滋润，喜砂镇静，此皆可用可不用也，其辨之[17]。

拭口结束，初生婴儿啼声亦发，下一步是为其进行身体清洁，即"初浴"。比较传统的办法是预先备好温水，"乃先浴之，然后断脐"[18]。后世为新生儿保暖考虑，多行"三朝洗儿"，待降生第三天再备沸汤浴儿，称为"洗三"[19]。

断脐

"子在母腹，外资脐蒂以系胞，内赖脐蒂以通气。是脐蒂本外连小儿之胎肉，内达小儿之脏腑者也[20]。"婴儿出生后，采用恰当的方法断脐，是保障婴儿健康、预防疾病的关键。断脐不当，不仅婴儿变生疾病，于母体也有不同程度的损伤。南宋刘昉《幼幼新书》对此描述如下。

《婴童宝鉴》论小儿断脐云：凡小儿生下可先浴而后断脐，及可以衣衬而口啮之，不然则刀断。如刀断者，则以剪刀先于怀中厌令暖方用。又断之则脐带不可令长，只如子足长短，短即中寒而伤脏，长即伤肤。先断而后洗，即令水入脐中，孩子多天瘹，痛苦啼叫面青黑，为中水患也。脐若短，即腹中不调常下痢，有中寒之患[21]。

关于断脐的时间、工具方法、所留长度及断脐后的护理，古人均有一定法度可循。孙思邈《备急千金要方》强调："断儿脐者，当令长六寸，长则伤肌，短则伤藏。……不得以刀子割之，须令人隔单衣物咬断，兼以暖气呵七遍，然后缠结，所留脐带，令至儿足跌上，短则中寒，令儿腹中不调，常下痢[22]。"《卫生家宝产科备要》认为："断脐可长三寸，脐中若有虫，急拨去，恐入腹内[23]。"《医宗金鉴》则以七言歌诀形式论断脐、裹脐法。

脐带剪切即用烙，男女六寸始合宜。
烙脐灸法防风袭，胡粉封脐为避湿[24]。

断脐长短，总以适当为宜。方法有剪断、咬断、隔断、烧断等。诸法之中，明代医家万全评价："隔衣咬断者，上也；以火燎而断之，次也；以剪断之，以火烙之，又其次也[25]。"王大伦建议："当隔单衣以牙咬断，将口煖气呵四五遍；若用剪刀须纳怀中煖透用之[26]。"清代医家傅山则认为："断脐，必以绵裹咬断为妙[27]。"上述《医宗金鉴》歌诀采用了混合法："先用剪刀向火烘热，剪断脐带，次用火器绕脐带烙之，当以六寸为度，末用胡粉散敷。"

裹脐之法，古来亦很注重[28]。《大生要旨》曰："婴儿初生，最重裹脐，稍有不慎，致成脐风、噤口、撮口等恶症。"黄惕斋《胎产集要》记载了断脐、裹脐的具体手法。

> 将断脐带，先以手握带，向脐捋三四次，令胞血贯满脐穴，离胞寸许，丝弦扎紧，更以磁锋割断，勿使脐血外泄，则儿血旺易养。一裹脐，须将脐带盘作一团，用枯矾末掺于带上，以绵纸软绢裹来，日日须要照看，勿令儿尿浸湿，预防脐风，此第一紧要事[29]。

断脐之前，用手先将脐带中的血推向脐部，可以增加血容量，故曰："儿血旺易养"。裹脐用枯矾，不仅可解毒杀虫，且可止湿，有预防脐湿、脐疮的作用。对于初生不啼的小儿，断脐尤当注意[30]。

幼科医籍以初生婴儿为中心，断脐时的产母形象似乎不显。然而脐带毕竟联结母婴双方，对于难产、血运、气脱、胞衣不下等危急情况的救治，如何断脐也是必须考虑的因素。如清代傅山指出："如遇天寒，或因难产，母子劳倦，宜以大麻油纸捻，徐徐烧断，以助元气。虽儿已死，令暖气入脐，多得生，切勿以刀断之[31]。""胎胞既下，气血俱去，忽尔眼黑头眩，神昏口噤，昏不知人，古人多云恶露乘虚上攻，故致血晕。不知此证有二：曰血晕，曰气脱也。"

凡产母分娩艰难，劳伤胎气，多有儿虽脱胞而乏力垂危或已死者，切不可便断脐带，当急用大纸捻蘸香油于脐带上往来烧断之，取其阳气以续胎元，俄顷，儿得啼声，即已活矣，且可免胃寒泄泻之病。凡见此者，若以刀断脐带，则子母皆多难保，此出《立斋医案》。凡烧带之法，惟素多阳虚，及产时气脱者，最宜用之，以助阳气。若母气阳强，或儿声洪亮者，皆不宜用。恐火从脐入，日后致生热毒，则反为害不小[32]。

天寒、产母难产耗伤元气，以及出现血晕、气脱等虚证时，断脐需缓，并烧香油、艾叶以助阳；而在胞衣不下、血上冲胸等情形下，又需立刻断脐。吴道源《女科切要》曰："产讫胞衣不下，稍久则血流胞中，为血所胀，上冲心胸，喘急疼痛，必致危笃。若有此证，宜急断脐带，以少物系带，必用力牢固系之，然后截断，使其子血不流入胞中，则胞衣自当萎缩而下，纵淹延数日，亦不能有害。惟以产母心怀安泰，终自可下，累试有验[33]。"初生婴儿啼声既发，浴洗、断脐、包裹料理停当，照护工作可告段落，该抱婴儿就母怀吮乳入睡。但依传统中国习俗，哺乳之前，均先予以朱蜜膏、甘草汤、黄连汁等下腹，去其体内恶汁、胎粪，清净肠胃，再让婴儿就乳进食。

传统乳儿法

乳养方式代表每个社会育婴文化中最基本、最普遍，也最核心的一环[34]。熊秉真以产科与幼科医籍为轴，近世传记资料为辅，阐释古代中国的哺乳之道，目的是揭示传统社会的育婴文化，其问题意识对笔者颇有启发。本节的路径是将传统乳儿法中关涉女性生理与心理的部分拣择分析，探求哺乳医学理论、实践与女性身体的互动关系。

乳房位于胸部，左右对称。女童时期仅有乳头凸起，十岁左右开始发育，至成年成半球形，并在乳头周围形成环形乳晕。乳房与脏腑、经络联系密切。

> 乳之体，居经络气血之间也。盖自寅时始，于手太阴肺经，出于云门穴，穴在乳上。阴阳继续，以行周十二经，至丑时归于足厥阴肝经，入于期门穴，穴在乳下，出于上，入于下，肺领气，肝藏血，乳正居其间也[35]。

传统医籍注重乳房的经络归属。女子乳头属肝，乳房属胃。足厥阴肝经的经脉循行是"挟胃属肝络胆，上贯膈，布胁肋"，通过乳房外侧，其脉"挟胃"，可借胃脉通于乳房。乳头，厥阴之气所贯，于是以属肝。《诸病源候论·乳肿候》云："胃足阳明之经之脉……其直者，从缺盆下乳廉……[36]"乳房位于胸中，在手太阴肺经的第二穴"云门"与足厥阴肝经募穴"期门"之间。这些论述与现代解剖学女性乳房位于胸前壁浅筋膜内，在第 2～6 肋的观点大体一致。乳房内有乳腺，由 15～20 个乳叶构成，呈放射状，医籍谓之"妇人有乳十二穰"。乳房是女性发育成熟的重要征象，现代医学将乳房纳入一级动情区，刺激乳头，可促进子宫收缩。

分娩之后，乳房始有分泌乳汁的功能。乳汁来源于水谷精微，其生成和分泌与多个脏腑、多条经络相关。其中胃主纳谷，脾主运化；肝胆之气主疏泄，控制乳汁运行；因乳汁为血之所生，气之所化，而冲任为气血之海，乳汁厚薄依赖冲任二脉盛衰的调节。李时珍谓："乳乃阴血所化，生于脾胃，摄于冲任。未受孕则下为月水，既受孕则留而养胎，已产则赤变为白，上为乳汁，此造化玄微，自然之妙也 [37]。"乳汁生成与气血的关系，医籍屡见。《妇人大全良方》也多论及冲任之脉、心脉与经血的关系。杨士瀛谓："男女均有此血气，人皆曰妇人以血为本，何邪？盖其血胜于气耳。血藏于肝，流注子脏，而主其血者在心，上为乳汁，下为月水，合精而为胞胎，独非血乎 [38]？"《傅青主女科》云："夫乳乃气血之所化而成也，无血固不能生乳汁，无气亦不能生乳汁。然二者之中，血之化乳，又不若气之所化为尤速……乳全赖气之力，以行血而化之也……气旺则乳汁旺，气衰则乳汁衰……治法宜补气以生血，而乳汁自下 [39]。"

人乳又名乳汁、奶汁、仙人酒、生人血、白朱砂，气味甘、咸、平，无毒，补五脏，令人肥白悦泽，又疗目赤痛多泪。李时珍《本草纲目》记"服乳歌"。

仙家酒，仙家酒，两个壶卢盛一斗。

五行酿出真醍醐，不离人间处处有。

丹田若是干涸时，咽下重楼润枯朽。

清晨能饮一升余，返老还童天地久[40]。

　　古代中国有服丧三年的习俗，是为报答母亲乳养三年之功。除反映出古代女性哺乳期之久，也可发现社会对于乳养过程的看重。《礼记·内则》云："食子者三年而出。"刘向《说苑》卷一："子生三年，然后免于父母之怀。故制丧三年，所以报父母恩也[41]。"敦煌变文亦有大量反映唐代及唐以前民间为婴儿哺乳三年的习尚[42]。一些佛经甚至将菩萨渡人比喻为人间的乳母养子，如《杂喻全集》巧乳母养子喻："菩萨度人，譬若巧乳母养子。有四事：一者，洗浴使净；二者，乳哺令饱；三者，卧寐安稳；四者，抱持出入，恒使欢喜。以此四事，长养其子，令得成就[43]。"在妇幼专籍尚未出现的唐代，孙思邈《千金翼方》已对乳儿之法做了颇为详尽的描述。

　　凡乳母乳儿，当先以手极授散其热，勿令乳汁奔出，令儿咽辄夺其乳，令得息息已复乳之，如是，十反五反，视儿饥饱节度，知一日之中几乳而足，以为常，又常捉去宿乳。儿若卧，乳母当臂枕之，令乳与儿头平乃乳之，如此，令儿不噎，母欲寐，则夺其乳，恐填口鼻，又不知饥饱也。儿生有胎寒则当腹痛，痛者偃啼，时吐呒，或腹中如鸡子黄者，按之如水声便没，没已复出，此无所苦尔，宜早服当归圆、黄芪散即愈（当归圆方见《千金方》中；黄芪散方本阙）。凡乳儿不欲大饱，饱则令吐，凡候儿吐者，是乳太饱也，当以空乳乳之即消。夏若不去热乳，令儿呕逆，冬若不去寒乳，令儿欬痢，母新房，以乳儿，令儿羸瘦，交胫不能行。母患热以乳儿，令儿变黄不能食。母怒以乳儿，令儿喜惊发气疝，又令儿止气癫狂。母新吐下，以乳儿，令儿虚羸。母醉以乳儿，令儿身热腹满[44]。

宋代《小儿卫生总微论方》在此基础上进一步丰富。

凡乳母，乃血气化为乳汁，则吾性善恶悉由血气所生。应喜怒、饮食、一切禁忌，并宜戒慎。若纵性恣意，因而乳儿，则令儿感生疾病也。若房劳乳儿，则令儿瘦瘁，交胫不能行。若醉以乳儿，则令儿身热腹满。若畜热乳儿，则令儿变黄不能食。若怒作乳儿，则令儿惊狂上气。若吐下乳儿，则令儿虚羸气弱，是皆所忌也。

凡每乳儿，乳母当先以手按散其热，然后与儿吮之。若乳惊汁涌，恐儿噎乳不及，虑防呛喗，则辄夺之，令儿少息，又复与之，如此数反则可也。又当视儿饥饱节度，一日之

中，知儿乳而足量以为常。每于早晨，若有宿
乳，须当捻去。若夏月不去热乳，令儿吐哯，
冬月不去寒乳，令儿欬利。又若儿大喜之后，
不可便乳，令儿惊痫。若儿大哭之后，不可便
与乳，令儿吐泻。又乳母不可太饱，恐停滞不
化。若太饱，则以空乳令咂，则消。

凡每乳儿，乳母当以臂枕儿头，令儿口与
乳齐，乃乳之。不可用膊，恐太高，令儿饮乳
不快，多致儿噎。又乳母欲寐，则夺去其乳，
恐睡着不觉，被乳填沃口鼻，别生其他事，又
且不知儿饥饱也[45]。

文中反映了几个层面的问题，一是哺乳禁忌，包含
当时医学界对人乳性质的认识；二是正确的乳儿方法，
涉及按摩手法、喂养时间、频次、量度等，同时注意观
察婴儿的情绪及身体状态，要求母亲的细心观察，揣摩
出喂乳规律。《名医类案》记录了一些喂乳不当的案例。
张子和遇一小儿"寐而不寤"，诸医均以睡惊治之。婴
儿父亲云："此子平日无疾，何骤有惊乎？"张子和诊
脉，私下询问乳母："尔三日前曾饮醉酒否？"遽然笑
曰："夫人以煮酒见饷，酒味甚美，三饮一罂而睡"。张
子和以醒酒剂解之则愈，是为"醉乳"之例。又，万氏
遇小儿吐乳便黄，身微热，起疑是热乳，询问母亲并未
食热物，万氏密语其父"必伤交媾得之"，是为"淫乳"
之例。

在古代医家看来，源于母体的乳汁直接反映了母亲

的生理与心理状态，其饮食、情绪、体温、健康的任何变化都可能对乳汁造成影响。《妇人大全良方》提醒女性在"阴阳交接之际，切不可喂儿奶，此正谓之交奶也，必生癖"，而且"奶母不可频吃酒，恐儿作痰嗽、惊热、昏眩之疾"。注意行房和酒后勿乳，是比较基本的禁忌[46]。明代《宝产育婴养生录》的要求，较前广泛，除过去提过的新房、有热、怒、新吐、醉之外，并称浴后、有娠、风疾和伤饱之下，亦不宜喂乳。至于喂乳姿势，《妇人大全良方》不赞成过去臂枕儿头的主张，建议母亲以填豆的布袋为枕头，置于身体两侧。如需要夜里喂乳，母亲应起床坐好，不应以卧姿喂乳，以防婴儿窒息。这两则修正性意见，体现了医家对婴儿食乳时的舒适与安全的考虑。

吹奶是产后易患的乳疾之一，是指"因儿吃奶之次，儿忽自睡，呼气不通，乳不时泄，蓄积在内，遂成肿块。壅闭乳道，津液不通，腐结疼痛；亦有不痒不痛，肿硬如石，名曰吹奶[47]。"其危害性非常大，"若不急治，肿甚成痈。产后吹奶，最宜急治，不尔结痈，迨至死者"。民间治疗吹奶的方法也多种多样，有用巫术结合草药的。龚廷贤《鲁府禁方》卷三"康集""乳病"，"治吹乳肿痛不可忍。用半夏一个，葱白二寸，捣一饼，如左吹（左乳患吹奶），塞入右鼻孔；右吹，塞入左鼻孔，经宿愈"。还有"入患家门房上，或墙头地下，掐草四指长，以手捺，默念'我佛面前一科莲，结下子来献四方，金头娘子害吹奶。'明问左边右边，病人应人实告。再说'吹气来'，医即出，不可回顾，将草手心紧搽，出放在墙缝，以土厚盖，不可透风，即能止痛消肿也"。亦有口念咒语（图4-1），借助神力消除病痛的。如上书"吹乳咒"曰："上方玉女吹奶疼，下方玉女吹奶疼，一口吹在金簪上，按下金簪再不疼。谨请南斗六星，北斗七星，吾奉太上老君，急急如律令。"再朝太阳念咒七遍吹奶即消。外治法"用葱根捣烂，铺乳患处上，上瓦罐盛火盖葱上，一时蒸熟，汗出即愈"[48]。

为了防止婴儿过饱，《小儿卫生总微论方》提议，女性可以把吸吮已空的"空乳"付与婴儿，满足其继续吮吸的要求。以免造成停滞不化等肠胃问题。因对母乳品质非常重视，讲求新鲜温和，所以对所谓隔宿但仍藏在母亲乳房中的乳汁，或夏天、冬天温度可能稍热稍寒的乳汁，都心存疑虑，主张除去。《全幼心鉴》有《强施乳食令儿病》一篇，以不善乳儿者常怪己儿多病，其实幼儿常病，过失不在幼儿，而在成人。

寇平的《全幼心鉴》是明代医籍中对乳母身心状况与乳汁质量关系论述最多的。其《乳令儿病证》列举了十种会致婴儿于病的母乳，包括喜乳、怒乳、寒乳、热乳、气乳、病乳、壅乳、魃乳、醉乳、淫乳，并列举每种乳汁饮后的症状和历代医家的意见。首次以喂乳状态直名其乳，反映了近世医者一种普遍的观念，认为女性育婴期间的身体和心理状态，直接影响其所分泌乳汁的品质。因而喂乳前或当时所作活动、所处状态，立即会使乳汁发生变化，而影响婴儿健康[50]。

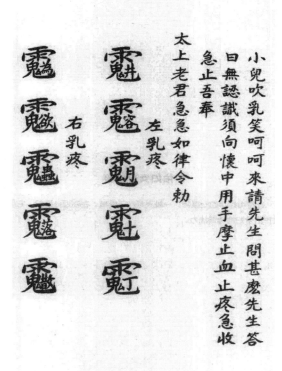

Charm for healing breast-sores in suckling women.
治哺乳妇女乳疼符

图4-1 ［法］禄是遒：《中国民间崇拜（第二卷）：
咒术概观》[49]

王銮《幼科类萃》的《乳哺论》一节起首所言：

> 初生芽儿，藉乳为命。乳哺之法，不可不
> 慎。夫乳者，荣血之所化也。至于乳子之母，
> 尤宜谨节。饮食下咽，乳汁便通。情欲动中，
> 乳汁便应。病气到乳，汁必凝滞。儿得此乳，
> 疾病立至。不吐则泻，不疮则热，或为口糜，
> 或为惊搐，或为夜啼，或为腹痛。病之初来，
> 其溺必甚少。便须询问，随证调治。母安子亦
> 安，可消患于未形也[51]。

一方面，乳汁的成分和质量直接反映了哺乳期母亲
的营养健康，近世医者认为乳汁还可以反映母亲细微的
心理活动与性情好恶，影响并传递给乳儿。故其主张对
乳母进行严格的约束，以求保养幼婴。而另一方面，不
当的喂乳方式对女性身体有何影响，妇科及幼科医籍似
乎缺如。一些方剂，如针对乳汁不通或乳汁异常，所寻
求的仍是通过调治母亲而确保婴儿的正常生长。哺乳期
的女性如何调整情绪、应对身体的变化，这方面的建议
几乎是没有的。

历史中的乳母

"乳母"（图 4-2）一词，在《汉语大字典》中释为"奶
妈"，对"奶妈"的释义则是："受雇给人家奶孩子的女
性"。但考察古代医书可知，"乳母"在很多情况下并非

指代与婴儿无血缘关系的被雇佣女性，而是指哺乳期内孩子的母亲。如《产育保庆集》有安胎、益气、易产功效的"救生散"一方，"温服，能令儿紧小，乳母无患"。此外，乳母即指新生儿的母亲。清代《竹林寺女科证治》论婴儿初生，足趾向后的现象，"此因乳母有妊，两足患疮不能行走，日惟盘坐。儿在母腹，一气相通，形随气化，故亦如是"，也是一个例证[52]。在部分医籍中，"乳母"既指受雇佣的奶妈，也指婴儿的母亲，须结合语境分辨。

本节所论对象主要是雇佣关系下提供乳汁的女性。据清代梁章钜《称谓录》记载，"乳母"在历史上有多种称呼，如乳母、食母、养、仁者、阿母、妳母、妳婆、妳媪、乳媪、乳妪、乳人、乳婢、乳姐、渾母、姊姊等[53]。

选择乳母

宋代医书在论及小儿疾病时说"儿生自乳养者，一切不论"[54]，认为只要是母亲自己喂乳的婴儿，大致少生疾病。某些世族也要求产妇尽量自己哺乳："诸妇育子，不得接受邻族鸡子、彘胃之类，旧管日周给之"以及"诸妇育子，苟无大故，必亲乳之。不可置乳母，以饥人之子"。除了出于人道的考虑，或许也是为了保证子嗣的纯洁性[55]；或许则是出于对乳母的不信任[56]。但若母亲自己不能哺乳，社会和医界都不反对有能力的家庭雇佣乳母。如产妇乳汁量少，医家建议可雇佣乳母应急，但同时要调治身体，随时做好哺乳的准

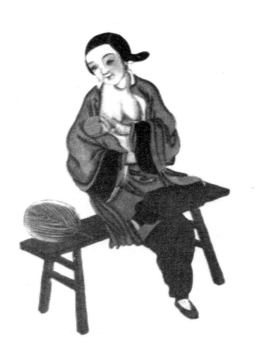

此中国僱乳母之圖也又名奶媽子皆人家產生
嬰兒缺乳者須僱鄉間之人哺其嬰孩此項
婦人愿為挣人銀錢大半多係京東人按月給
工價之外必增討簪珠衣服等物

七四　雇乳母图　　此中国雇乳母之图也。又名奶妈子，皆人家产生婴儿缺乳者，须雇乡间之人哺其婴孩。此项妇人愿为挣人银钱，大半多系京东人，按月给工价之外，必增讨簪、镯、衣服等物。

图 4-2　《北京民间风俗百图》七四《雇乳母图》[63]

备 [57]。至于择乳母的标准，唐代孙思邈《少小婴孺方》即已谈道：

> 凡乳母者，其血气为乳汁也。五情善恶，悉是血气所生也。其乳儿者，皆宜慎于喜怒。夫乳母形色所宜，其候甚多，不可求备。但取不胡臭、瘿瘘、气嗽、病疥、癣瘙、白秃、疬疡、沸唇、耳聋、齆鼻、癫痫。无此等疾者，便可饮儿也。师见其故灸瘢，便知其先疾之源也 [58]。

简而言之，择乳母要求性情温和、无疾病的妇人，如结核病、慢性咳嗽、皮肤传染病及神经病。当然，受雇佣者出于金钱的目的，有可能隐瞒自身隐疾，对于这种情况，孙思邈提醒主家，需请医师查看其身上灸疗后的瘢痕。隋唐到两宋间，论及择乳母者，《小品方》《外台秘要》及《小儿卫生总微论方》意见大抵相类，以健康状况为首要条件，性情相貌俱佳是更高的要求。陈自明《妇人大全良方》的《将护婴儿方论》综而述之："择乳母，须精神爽健，情性和悦，肌肉充肥，无诸疾病，知寒温之宜，能调节乳食，奶汁浓白，则可以饲儿 [59]。"《育婴家秘》曰："养子之道，当择乳母，必取无病妇人，肌肉丰肥，性情和平者为之，则其乳汁浓厚甘美、莹白温和，于子有益。如病寒者，乳寒；病疮者，乳毒；贪口腹者，则味不纯；喜淫欲者，则气不清，何益于子？故宜远之 [60]。"

王大伦《婴童类萃》上卷《择乳母论》有言：

　　小儿随母呼吸，母安则子安，母病则子
病，此必然之理也。凡择乳母，须要婉静寡
欲，无痼疾并疮疥者。且儿禀父母之精血，化
育而生。初离胞胎，血气脆弱，凭乳母之乳而
生养焉。乳母肥实，则乳浓厚，儿吮之则气体
充实；乳母瘦瘠，则乳清薄，儿吮之则亦清瘦
体弱。壮实肥瘦，系儿终身之体格非小故也。
强悍暴戾，和婉清静，亦习随乳母之性情，稍
非其人，儿亦随而化矣。犹泾渭之分焉，源清
则派清，源浊则派浊。又有体气者，儿吮此
乳，则腋下狐臭不免。又有生过杨梅疮者，儿
吮此乳，即生此疮。如出痘症，十难全一。父
母有此疮者，胎中受毒，出痘亦然。余目击非
药所能救者，择乳母可不慎欤[61]。

　　除前人已述及之事，明代妇科与幼科医籍对择乳
母一事又新加两项要求，一是排斥残疾丑陋者，二是注
重乳母德行。《婴童类萃》之外，《宝产育婴养生录》也
指出："独眼跛足，龟胸驼背，鬼形恶貌，诸般残患者"
皆不可用。乳母与幼儿"渐染既久，识性皆同，犹接
木之造化也，故不可不择"。清代僧人所著《竹林寺女
科证治》，更加看重乳母性情、习惯对婴儿的影响，强
调："乳母宜节饮食，饮食下咽，乳汁便通，情欲动中，
乳脉便应，病气到乳，汁必凝滞，儿得此乳，疾病立

至。凡择乳母，须精神爽慧，性情和悦，肌肉充肥，无
诸疾病，知寒温之宜，又能节饮食，乳汁浓白，则可以
饲儿。又乳母饮食不可食太酸咸及频饮酒。然饮食之择
所系犹小，惟乳母禀受之厚薄，性情之缓急，骨相之坚
脆，德行之善恶，儿能速肖所系甚大，宜谨择之[62]。"

酿乳法

乳儿生病是否需要用药，应如何用药，幼科医籍
多有讨论。《幼幼集成·勿轻服药》曰："初诞之儿，未
可轻药……凡有微疾，不用仓忙，但命乳母严戒油腻荤
酒，能得乳汁清和，一二日间，不药自愈[64]。"实际上，
依靠婴儿自愈只是理想化的期望，必须用药的情况很常
见。具体药量如《保婴金镜录·论初生用药》所载："调
补之剂，每服亦不过二三匙。若表散攻伐之药，则每服
只可匙许而已，过多则反伤元气[65]。"若婴儿娇弱，不
便服药，古代医家即让母亲或乳母代为服用，再以吸收
了药物的乳汁哺育婴儿，达到治病的目的。《育婴家秘》
曰："小儿周岁有病者，勿妄用药，调其乳母可也，不
得已而用之，必中病之药，病衰则已，勿过其则也。"
《专治麻痧初编》溯源解毒汤"治乳子出胎后，遍身奶
麻痧"，要求乳母服之，不可令儿服。薛己《保婴撮要》
曰："须令乳母预慎七情六淫，厚味炙煿，则乳汁清宁，
儿不致疾……若屡用药饵，则脏腑阴损，多致败症，可
不慎欤！大抵保婴之法，未病则调治乳母，既病则审治
婴儿，亦必兼治其母为善[66]。"其将具体调治方法名为
"酿乳法"。

治婴儿有胎热症，令乳母服之。不可遽用
冷药，恐损脾胃。若加呕吐，必成大患。

一小儿二岁，项间自分娩有一核。余谓：
但调治乳母，其儿自愈。彼欲速效，外涂牡蛎、
硝黄之类，内服海藻、莪术之类，脾胃复伤
而殁[67]。

酿乳药的服用方法大约分为乳母服与母子同服两
类。宋代陈文中《小儿痘疹方论》论治小儿病，依据不
同的症状，给出了不同的用药方法。"一小儿，作渴。泄
泻。发热饮冷。唇舌皱裂。泻粪秽臭"，先处以前胡枳
壳散，后"清凉饮加漏芦，乳母服之"；"治痘毒目翳"
的蛇蜕散"用米泔煮熟，频与儿食，或乳母食"；当归
补血汤、犀角地黄汤"乳母同服"[68]。

具体如何酿乳？王肯堂《证治准绳》记载详细。王
肯堂所用的酿乳方由人参、木香、藿香、沉香、橘皮、
神曲、麦芽（各等分）、丁香（减半）组成。右咀。每服
四钱，水一碗，姜十片，紫苏十叶，枣三枚，煎至半碗。

乳母食后须去乳汁尽，方取服之，即仰
卧霎时，令药入乳之络，次令儿吮数口，不可
过饱，此良法也。如呕定一日，急宜截风，服
八仙散，两日后，宜醒脾散。如前件药俱用不
效，危困可忧，须诊太冲脉，未绝者，当灸
百会一穴，前后发际，两耳尖折中，乃是穴
也。《方书》所载，但云顶上旋毛中，殊不审

有双顶者，又有旋毛不正者。庸医之辈，习循旧本，误人多矣。灸后即当控涎，用青州白丸子末再煎如稀糊，入炼蜜，调夺命散。良久涎下，细研灵砂，米饮调，旋抹口中，渐看退证。如风盛，服八仙散，昏困，服醒脾散，常令减乳，乳母服酿乳药，如此调理，无不愈也。间有禀受不坚，五行数短者，虽神圣工巧，不能夺其造化矣。若涎已离膈，但在喉中如锯，药不能入，又不可控，当用别法撩之，兼揾鼻，喷嚏得出，次服夺命散，庶免再作[69]。

王肯堂受李东垣补土派影响，认为"人之脏腑以脾胃为主，盖人之饮食，皆入于胃而运于脾，犹地之土也"。众多医案都体现出其重视脾胃的特点[70]。王肯堂喜用酿乳疗法，或与他重视脾胃、权衡升降的医学思想有关。例如《证治准绳》集之七·脾脏部："乳下婴儿，乳哺太过，或儿睡着而更衔乳，岂有厌足，以致脾不能运，胃不能受满而溢，故令呕吐，长此不已，遂致慢惊，可不慎乎。此候，但令节乳为上，甚者宜暂断乳，先令乳母服调气之剂，儿服消乳丸，化乳消食为上。"酿乳法："治初生婴儿以表用药，凡有胎热症，当令乳母服药，不可求效之速，治法当酿乳令儿吃，渐次解之，百无一失，若遽以冷药攻之，必损脾胃，加以呕吐，必成大患[71]。"实际上，婴儿食乳过多，暂时断乳即可，令乳母服调气药似乎略显多余。我们可以推测，如果医者喜用酿乳法调治小儿，与产家爱子之心契合，那么婴儿一遇不适即命乳母服药的情况应当是存在的。

形形色色的乳母

探讨乳母的实际生活境遇，还应该考虑其与本家主人的关系。年轻健壮的乳母在家中袒胸哺乳，若男主人在场，很可能遭到主妇妒忌。这种情形不仅于乳母不利，甚至伤及小儿。如《世说新语·惑溺篇》贾充之妻郭氏与乳母的对立：

> 贾公间后妻郭氏酷妒。有男儿名黎民，生载周，充自外还，乳母抱儿在中庭，儿见充喜踊，充就乳母手中呜之。郭遥望见，谓充爱乳母，即杀之。儿悲思啼泣，不饮它乳，遂死。郭后终无子[72]。

贾充为西晋开国重臣，共有两位妻子。前妻李氏生一女，后妻郭槐虽诞育二男二女，然其中二男皆夭折。从上文来看，婴儿的夭寿，乳母似乎扮演着重要的角色。《晋书·贾充传》记载郭槐"后又生男，过期，复为乳母所抱，充以手摩其头。郭疑乳母，又杀之，儿亦思慕而死，充遂无胤嗣"[73]。这则事例透露了贵族家庭惯用乳母的情形。《世说新语》的记载显示乳母地位卑微，在主人家的处境并不安全稳定。不过同一时期其他的资料显示，亦有乳母和乳子关系密切者，获得主人家信赖与赏赐。程郁研究发现，宋代图像史料中，下层女性的肥硕正与上层女性的瘦长娇小形成对照，年轻的乳母应该比身材颀长、胸脯平坦的女主人更为性感，往往会成为吸引男主人的因素[74]。

寻找乳母，一般要依靠官媒[75]。将乳母请至家中后，其实际的哺乳情况因难以时时监视，所生变故亦是难料。例如《名医类案》记载王三峰长子患疳病，身体瘦弱。医生认为是乳少导致，王氏却称"儿乳极多"，争执不悦。后来王三峰自诉他曾有一子死于疳病，此子又病，十分忧虑，至于乳母是否有乳，"实不知也"。回家悄悄观察，"果无乳也。日则嚼饭喂。夜则一壶冷米汤灌之"。王三峰看罢要求更换乳母，医生却说"不易乳母。治之无功。易之则儿恋其乳母之爱"。医生在构思对策时，表现过人的智慧，特别为婴儿的处境设身考虑。仍留乳母照看婴儿，又觅新乳母提供乳汁，兼顾婴儿心理及营养双方面的需要，十分周到。此例亦反映出乳母因生计所迫投机取巧的现象，而觅得可靠乳母着实不易。为养自己的孩子而饥人之子，与儒家仁爱冲突，对此理学家程颢提出解决办法："今人家买乳婢，亦多有不得已者，或不能自乳，须着使人。然食己子而杀人之子，不是道理。必不得已，用二子乳而食三子，我之子又足备他虞，或乳母病且死，则不能为害。或以势要二人，又不更为己子藏而杀人子，要之，只是有所费，若不幸致误其子，害孰大焉[76]！"要富人家多雇两名乳母，可行性似乎不大，但医案中确有雇佣不止一位乳母的情形。如明代医家万全治一名初生二月的婴儿"忽昏睡不醒"，他以日期推算不是变蒸，又观察到小儿有两位乳母，"皆年少气壮者"，乳母自身乳汁极多，加之交替喂乳，"必伤乳也"，于是"令饥一日自愈。后宜绝之。只用一乳母可也。次日果安"。

明代沈榜在任顺天府宛平县知县期间，搜集档案掌故，加上亲身经历，写成了一部反映北京地区政治、经济、社会生活的《宛署杂记》，其中就记载了宫廷挑选乳母的场景。

> 东安门外稍北，有礼仪房，乃选养奶口以候内庭宣召之所。一曰奶子府，隶锦衣卫，有提督司礼监太监，有掌房，有贴房，俱锦衣卫指挥。制：每季精选奶口四十名养之内，曰坐季奶口，别选八十名籍于官，曰点卯奶口，候守季者子母或有他故，即以补之而取盈焉。季终则更之。先期，两县及各衙门博求军民家有夫女口，年十五以上，二十以下，夫男俱全，形容端正，第三胎生男女仅三月者杂选之。除五兵马司及各卫所外，两县各额该选送二十名，每季于佐领中轮委一员，集各里良家妇，如前行令，稳婆验无隐疾，呈之正官，当堂覆选相同，具结起送，候司礼监请旨特差内秉笔者一人出，合各衙门所送奶口会选乃定[77]。

类似的记载亦见于清代编著的《明内廷规制考》。是书又云："若内廷将有诞喜，先铺月子房，于四十名坐季奶口中，选择数人候之内直房，产男用乳女者，产女用乳男者，初亦杂试，候月余乃留一人。"清代笔记《听雨丛谈》卷 11 "乳母"还特别记录了崇祯年间宫廷择乳母之步骤。医婆、稳婆、乳母皆为精挑细选，其中医婆仰赖技艺，"入选者，妇女多荣之"；稳婆不但有接生之职，在宫廷挑选宫女时，还有"辨别妍媸可否"的权利，择乳母时也要依靠她们"例别以等第，乳汁厚薄，隐疾有无"，但前二者"事竣皆得出"，不得留在宫内，唯有乳母"一留用者，则终其身无复出理"[78]，可见其地位特殊。

宫廷乳帝王的奶口，终其身例占恩泽，食报特隆，而明熹宗之恩客氏为尤甚。

> 客氏在宫中，乘小轿，内官负之，如妃嫔礼，俨然自视为上八母之一。诞日，上必临幸，升座欢饮，赏赉无限，中宫皇贵妃迥不及也。客氏往私宅，内侍王朝忠等数十人著红玉带前驱。客氏盛服倩妆，乘舆由嘉德门经月华门，至乾清宫前亦不下舆。出西下马门，呼殿、侍从之盛，远过圣驾，灯炬簇拥，荧然白昼，衣服鲜华，俨若神仙，都人士所罕见也[79]。

明熹宗乳母客氏与东厂太监魏忠贤勾结营私，气焰熏灼，略见乳母祸乱宫廷之一端。按明宫旧制，"奶口留用，终其身侍所乳，无复出"，而熹宗死后，其弟思宗接位，除清除客、魏，并于崇祯十四年（1641 年）颁诏，规定凡宫中乳媪，乳皇子至七岁放出，实畏于重蹈客氏覆辙。熹宗驾崩后，"客氏既奉旨出宫，于五更丧服赴梓宫前，出一小函，黄色龙袱包裹，皆先帝胎发、痘痂及累年剃发、落齿、指甲等，焚化痛哭而去"[80]。

育婴堂是由政府创建、地方乡绅支持的弃婴收养机构。入堂婴儿在身体检查后交由受雇佣的乳妇养育至一岁半、两岁或三岁不等。据梁其姿的考察，明清时期盛行的育婴堂前身是南宋在 13 世纪中叶设置在常平仓司之下的慈幼局。《杭都杂咏》载《修举育婴堂》："成周礼养万民者，其道有六，而慈幼局居首。厥后，汉章帝时下诏曰：'婴儿无父母亲属，及有子不能养食者，禀给如律。'宋高宗绍兴十三年及理宗淳祐七年，更创慈幼局。一应遗弃小儿，民间有愿养者，官为倩贫妇就局乳，视官给钱米如令。"《梦粱录》简单描述了杭州慈幼局的运作方式。

> 局侧有局名慈幼，官给钱典雇乳妇，养在局中。如陋巷贫穷之家，或男女幼而失母，或无力抚养，抛弃于街坊，官收归局养之。月给钱米绢布，使其饱暖，养育成人，听其自便生理，官无所拘。若民间之人，愿收养者听官仍月给钱一贯、米三斗，以三年住支[81]。

育婴堂中的乳妇也即乳母、乳媪，主要职责是乳养及照料婴儿。其中，住进育婴堂中照料孩子的称为住堂乳妇或内堂乳妇，在自家照料育婴堂一时寄养的小孩的称为寄养乳妇[82]。

清初，育婴堂处理弃婴的方式主要仿宋代慈幼局，即堂内养有乳妇以哺育婴孩。住堂乳妇或一人一室，或二至数人不等。一般的育婴堂都有数十间乳母的住室，最大的扬州江都育婴堂在全盛时有四百间之多，高邮育婴堂只允许她们在过年前后休假约两周，但少部分育婴堂并没有住堂乳妇。育婴堂只是每月支钱米给一批外住的乳妇，并在每月望日检查她们的育婴情形。照料弃婴的乳妇多由官媒推荐，严格挑选，严密控制。经聘用后，每人负责哺养一名弃婴三年之久，不带本生婴可多带一婴。

咸丰二年（1852）郡侯周公搓源酌定条规。第一条规定家中实在贫困，可将女婴送入堂内；第四条补充说明，家非贫困但夫妇愚昧不愿养女的，亦准收养，但私自溺女要接受严厉处罚；第七条规定哺乳的期限可缩至半年。第六条叙述了弃婴入堂的流程，兹录于下。

堂内设流水簿二本，一存董事，一存署内备查。该堂门外设竹梆一个，有深夜送堂者，击梆，令守堂夫及时开门抱进，即报董事，地保查明有无姓氏，系何月日时辰所生，逐一登簿。剪去婴儿左面头发一绺，交乳妇收养报官，先给半月钱五百文，每月以一千文为率，给乳儿夹布衫二件，抱布二块，折钱五百文，交地保做好给领。冬月给棉衣，加钱一百文，半月后仍有董事、地保验明，照数给发。均于朔望日验过一次。如查有疾病，即告知地保，即时请医调治，药资另给。或不幸夭亡，亦酌给殓埋之费，仍年终照旧由县申报[83]。

一名乳妇哺育多个婴儿，是造成婴儿早夭的一个重要原因。《申报》光绪七年九月十七日（1881年11月8日）刊载以《育婴堂经验求是法》即反映了这个问题。作者将一人乳养一名婴儿者称为"独乳"，两名为"半乳"，并以自身经验说明"婴儿之生，生于独乳。婴儿之死，死于半乳""独乳所哺者，未尝不有病殇，然遍查掩埋簿中，为数无几，半乳所殇者，不可胜计"。除了乳汁本身有限的原因，还与乳妇偏袒自己婴儿有关。

婴儿失养，除乳母失职，亦与育婴堂的条件优劣相关。《小岘山人集》中《杭州育婴堂记》一篇记载了育婴堂条件之艰苦："本朝之初，建堂于吴山之麓，继移今地，即旧所称武林驿也。其制：贫民有弃儿于道者，官为收养，佣贫妇就堂乳之，日给钱米，令杭州总捕同知司其事。余监司浙西，两年于兹，总捕同知岁时申报，率岁毙婴儿数十人，余悯焉。询诸郡人邵秀才志纯，志纯告余曰：'堂地故广袤，今渐湫隘。堂中溲秽之属无所出，向纳诸沟以达外。沟久淤，遇大雨浸屋舍，且值炎暑郁蒸，乳妇感其气者辄病，儿食病乳，是以多毙[84]。'"他继续说："温、处之俗，有育女不举者，余既严申其令，喟然叹曰：'人无不爱其孳息者，孳之而忍溺之，非尽其父母之不仁也；盖由国家承平百数十年，生齿日众，山陬海澨之民，其所产不足以给其所养，不得已忍而出此。此为民上者之责也[85]。'"

育婴堂中还有一特殊现象。"1667 年冬，魏禧偕友过扬州育婴社，看见一百数十乳妇及襁褓中之婴儿，当日刚好是发乳妇工钱及婴儿絮衣之日，当值者唱名分发；在育婴社之右则有医生为婴儿看疮癞等婴疾。魏禧看此情况大为感动，便好奇发打听育婴社的起源，别人告诉他这是 23 年前（1655 年）春天，蔡商玉与闵象南合作创办的组织；闵认为扬州之所以多弃婴，主要是因为扬州多富商，而富商买妾侨家乃平常之事，生育也特繁，乳母之需求量亦跟着增加，贫家女性为了当富家之乳母以赚取优厚之工钱，不惜抛弃亲生幼婴[86]。"

对于普通人来说，一般家庭无力雇佣乳母，只能依靠亲友协助。而政府鼓励人民生育，赐一产多胎的产妇以乳母，也只是个例。客观上，一部分哺乳期女性的辛勤工作为育婴慈善事业的发展做出不可磨灭的功绩。另一些年轻的母亲为求更丰厚的回报，弃置婴儿交由育婴堂抚育，这种因经济困窘造成的身体"错位"亦令人不胜唏嘘。

断乳：生育之职暂告段落

婴儿以母乳为主食，到达某一年龄，必须终止，转而摄取其他食品。宋代钱乙看到"儿多因爱惜过当，三两岁犹未饮食，至脾胃虚弱，平生多病"，反映传统中国乳儿时期较长、断乳时间较晚不利婴儿健康的事实[87]。寇平《全幼心鉴》乳儿法、哺儿，多半在二周三岁，也就是两足岁左右才真正断乳。遇有母亲乳汁不足，或怀妊在先，也有在一至两周岁间尝试断乳者。对新生儿的断乳，皆有选择吉日的习惯，大都以"伏断日"为断乳日[88]。

断乳并非易事。对于幼儿，改变原本的饮食习惯本就是一项挑战。他们的啼哭不止使母亲很难顺利达成任务。鉴于此，幼科医籍中多有论及断乳之方者，从这些断乳方等资料更可以确定，古代女性以居家育儿为责，乳儿时期较长，三四岁尚未断乳的情况时有发生。断乳方药，一方面作用于母亲，不欲哺乳后，乳房肿胀疼痛的问题需要解决，这一类方药基本上有活血消乳、引血归经之效[89]；另一方面则是作用于小儿，这类办法多少有些巫术色彩。"画眉膏"治"小儿年至四五岁当断乳，而不肯断乳者"，方用"山栀（三个，烧存性）、雌黄（少）、朱砂上为极细末，入生麻油，轻粉各少许调匀，候儿睡着，浓抹于两眉上，醒便不食乳[90]。"膏方表达了家长对幼儿顺利断乳的强烈希冀。更重要的是，这类处方对母亲心理可能有助益，因有具体可行之方，或赋予断乳困难的母亲额外的信心和勇气。得此鼓励，坚其意志，终告成功。

反思传统的哺乳方式，幼科医籍屡屡禁止的"淫乳"很可能说明了当时夫妇同房不受哺乳影响。从控制生育的角度来讲，产后进行全程、专一的母乳喂养，按需哺乳，而女性月经未复潮，处于闭经状态，可以大大降低再次妊娠的概率。这可能是古代女性自然避孕，加强生育间隔期的手段。而对于富豪家庭的女性，产后雇佣乳母，便能缩短生育间隔，增加生育率。哺乳多由女性全权负责，医籍对乳养者的严格要求、育婴堂中乳母的奉献与功绩显示了她们在男性权威下"为母则强"的形象，这些史料也为构建女性历史提供了生理层面与社会层面的双重参照。

注释

[1]　[唐]孙思邈：《备急千金要方校释》卷3，1997年，45页。

[2]　[宋]陈自明：《妇人大全良方》卷18：产后门，产后将护法第一。

[3]　[唐]孙思邈：《备急千金要方校释》卷3，1997年，45页。

[4]　[汉]刘熙：《释名》卷3，北京：中华书局，1985年，41页。

[5]　[隋]巢元方：《诸病源候论》卷45，2013年，849页。

[6]　[宋]赵佶：《圣济总录》卷167：小儿门，北京：人民卫生出版社，1962年，2711页。

[7]　[明]万全《幼科发挥》卷2，北京：人民卫生出版社，1959年，41页。

[8]　拭口需要"精巧妇女"来完成，拭口之后，对于"身面俱红，唇舌紫赤"的婴儿还要"每日用盐茶，但不可太咸，以帛蘸洗其口，去其黏涎，日须五六次"。[清]陈正复《幼幼集成》卷1：调燮，蔡景高，叶奕杨点校，北京：人民卫生出版社，1988年，47页。

[9]　[唐]孙思邈：《备急千金要方校释》卷5：少小婴孺方，1997年，88页。

[10]　[唐]孙思邈：《备急千金要方校释》卷5：少小婴孺方，1997年，89页。

[11]　[宋]不著撰人：《小儿卫生总微论方》卷1：初生服药论，上海卫生出版社，1958年，5页。

[12]　《小儿集验方》云：东平有一老妪，善与小儿拭口，使不生炼银。

云：小儿上下唇与齿断相连处，皆有一筋牵引，若上唇筋紧，即生上炼；下唇筋紧，即生下炼。上炼生疮满头，或生眉间，如有癣状。瘙痒不已，时复流出黄汁，汁至处又生疮。若下炼则起腰背，渐至四肢，亦如癣状，亦瘙痒黄汁不已。若疾盛不治，或头面上下相通，累年不较。又咬折，或成大疾。惟是每日早晨取温水一盏，令其乳母以故软洁净帕子包手第一指，蘸温水拭儿口，水中渲下。又拭又捺，使儿口中净，及捺上下筋，令宽舒，即小儿自美乳食，诸疾不生。亦云：永无炼银，惟使筋宽舒是法。京畿见小儿失捺，变为口噤不吃奶，或不解捺而生炼银者，不可胜数。载 [宋] 刘昉：《幼幼新书》卷 4，1987 年，100 页。

[13] [明] 鲁伯嗣：《婴童百问》卷 1：初诞第一问，北京：人民卫生出版社，1961 年，1 页。

[14] 参见 [唐] 孙思邈《千金要方》、[明] 鲁伯嗣《婴童百问》、[明] 王肯堂《证治准绳·幼科》、[明] 徐春甫《古今医统大全》、[明] 武之望《济阴纲目》附《保婴经验方》等。

[15] 下胎毒论："但今之人比古者之人，起居摄养大有不同，窃恐禀受怯弱之儿不能禁此寒冷之剂，若与服之，必生异证，或呕乳粪青，或痰嗽喘急，或腹胀，或惊悸。如有里证郁结壅闭不通，欲下胎毒者，只须用淡豆豉煎浓汁，与三五口，其毒自下，又能助养脾气也。" [明] 王銮：《幼科类萃》卷 1，北京：中医古籍出版社，1984年，11-12 页。

[16] [明] 张介宾《景岳全书》："保婴诸书皆云：分娩之时，口含血块，啼声一出，随即咽下，而毒伏命门，致他日发为惊风、发热、痘疹等证。此说固似有理，然婴儿通体无非血气所结，而此亦血气之余，即使咽下，亦必从便而出，何以独留为害，无足凭也。惟是形体初成，固当为之清除，其法于未啼时，用软帛裹指，挖去口中之血"。清代医家叶天士对这段话提出质疑：母之有火者，热气蕴蓄，结成血块，自宜去之，咽下虽从便出，其毒气留于肠胃也。既云此说无足为凭，今仍云挖去，何必言前人之非耶？"参见

[清]叶天士:《景岳全书发挥》卷4:小儿则,北京:中国中医药出版社,2012年,204页。

[17] [清]无名氏:《医方辨难大成》幼科卷1:小儿初生证治全篇,上海:上海中医药大学出版社,2006年,654页。

[18] [唐]孙思邈:《备急千金要方》卷5:少小婴孺方,1997年,88页。

[19] [明]王大纶:《婴童类萃》上卷:初诞论,北京:人民卫生出版社,1983年,62页。"三朝洗儿法":用温汤不可过浴,亦不宜频洗。猪胆(洗儿令皮胃细腻,不生疮疥),桃枝柳枝(搥碎煎汤,可辟不详),寅、卯、酉日洗儿更吉,如不值此之时亦佳。

[20] [清]无名氏:《医方辨难大成中集》幼科卷1:小儿初生证治全篇。按照现代医学的观点,脐带(umbilical cord)是连接胎儿与胎盘的条索状组织,胎儿借助脐带悬浮于羊水中。足月妊娠的脐带长30～100cm,平均约为55cm,直径为0.8～2.0cm。脐带表面有羊膜覆盖呈灰白色,内有一条脐静脉,两条脐动脉,脐血管周围含水量丰富来自胚外中胚层的胶样组织,称为华通胶(Wharton's jelly),有保护脐血管的作用,脐带是母体与胎儿气体交换、营养物质供应和代谢产物排出的重要通道。随着对脐带异常认识的提高和技术的发展,脐带异常产前检出率不断提高,但目前产前难以预防和及时发现、处理,脐带异常仍是妊娠不良结局的重要原因。刘兴会,贺晶,漆洪波主编:《助产》,北京:人民卫生出版社,2018年,30页,157页。

[21] [宋]刘昉:《幼幼新书》卷4:断脐法第十,1987年,101页。

[22] [唐]孙思邈:《千金要方》卷5,1997年,88页。六寸所定,似乎即以"至足跗上"为参照。[明]王大伦:《婴童类萃》上卷:初诞论,1983年,62页。"断脐,当令长至足。若大短则伤脏,令儿腹中不调;若大长则伤肌,令儿皮枯鳞起。"

[23] [宋]朱端章:《卫生家宝产科备要》卷4:论新生小儿,1985年,47页。

[24] [清]吴谦:《医宗金鉴》卷50:初生门,1994年,578页。

[25] [明] 万全：《幼科发挥》卷 1：脐风，1959 年，11 页。

[26] [明] 王大伦：《婴童类萃》上卷：初诞论，1983 年，62 页。

[27] [清] 傅山：《傅青主女科》，1997 年，28 页。尽管许多医籍不赞成刀割，但用剪刀断脐仍是普遍的。如 [清] 陈复正：《幼幼集成》卷 1，1988 年，45 页。"凡断脐带，世俗皆以刀剪断之，最为不妥"。

[28] [唐] 王焘：《外台秘要方》卷 7，1993 年，702 页，"宜用父故衣裹之，若生女宜以母故衣，勿用新帛，切须依之，令儿长寿"，体现了中国时期裹脐时的性别差异。

[29] 《胎产集要达生篇·幼科摘要》，转引自张奇文：《儿科医籍辑要》，济南：山东科学技术出版社，2015 年，34 页。

[30] [清] 陈正复：《幼幼集成》卷 1，1988 年，45 页。"小儿初生，或不能发声，谓之梦生。多不知救，深为可悯。切勿断脐带，速用明火将胞衣炙暖，使暖气入儿腹，更以热汤荡洗脐带；却取猫一只，以布袋裹其头足，使伶俐妇人，拿住猫头，向儿耳边，以口啮猫耳，猫必大叫一声，儿即醒而开声，方可剪断脐带。"

[31] [清] 傅山：《傅青主女科》，1997 年，28 页。

[32] [明] 张介宾：《景岳全书》卷 39，2006 年，456–467 页。

[33] [清] 吴立本：《女科切要》，1999 年，66 页。

[34] 熊秉真：《幼幼：传统中国的哺乳之道》，台北：联经出版事业公司，1995 年，103 页。

[35] [清] 萧壎：《女科经纶》卷 8，北京：中国中医药出版社，2007 年，219 页。

[36] [隋] 巢元方：《诸病源候论》卷 40：妇人杂病诸候四，2013 年，778 页。

[37] [明] 李时珍：《本草纲目》卷 52：人部，2008 年，1825 页。

[38] [宋] 杨士瀛：《仁斋直指方论》卷 26，载《杨士瀛医学全书》，林慧光主编，北京：中国中医药出版社，2006 年，321 页。

[39] [清] 傅山：《傅青主女科》，1997 年，26 页。

[40] [明] 李时珍：《本草纲目》卷 52：人部，2008 年，1825–1826 页。

[41] ［汉］刘向：《说苑》卷 19，北京：中华书局，1985 年，193 页。

[42] 参见郑晓江：《中国生育文化大观》，南昌：百花洲文艺出版社，1999 年，276 页。

[43] 《佛典譬喻经全集》，王文元注释，重庆出版社，2009 年，201 页。

[44] ［唐］孙思邈：《千金翼方》卷 11，1955 年，123 页 b，124 页 a。

[45] ［宋］不著撰人：《小儿卫生总微论方》卷 2：乳母论，1958 年，18 页。

[46] ［宋］陈自明：《妇人大全良方》卷 24，2003 年 463 页。原因：《保婴易知录》卷上，乳儿法，兰闺口议云：乳之性，见酒则凝。试将牛乳一碗，加陈酒一小盏，搅和蒸一沸，乳凝如腐，物性然也。饮乳之儿，父母爱之，戏以酒滴儿口中，往往渐成乳癖、惊痫、疳积等症，可不慎哉！［清］吴宁澜：《保婴易知录》，上海：上海科学技术出版社，2000 年，24 页。

[47] ［宋］陈自明：《妇人大全良方》卷 23，2003 年，449 页。

[48] ［明］龚廷贤：《鲁府禁方》卷 3，张慧芳，伊广谦点校，北京：中国中医药出版社，1992 年，98 页。

[49] 法国神父禄是道（1859—1931）1884 年来到中国，在上海和江南一带传教三十余年，通过文献研究和田野调查，撰写成《中国民间崇拜》十六卷，上海科学技术文献出版社，2014。此图来自第二卷，作者言："此符由道士们所制作，所以治疗哺乳期妇女乳疼。符的右半部分敷贴于右乳，另一半则贴于左乳。因为神奇的法力，乳疼就会消失，一切痛感也自行消失。"

[50] 熊秉真：《幼幼：传统中国的哺乳之道》，1995 年，111 页。

[51] ［明］王銮：《幼科类萃》卷 1，1984 年，9 页。

[52] ［清］竹林寺僧人：《竹林女科二种》，载《竹林女科证治》卷 4，由昆等点校，北京：中医古籍出版社，1993 年，324 页。

[53] 详见［清］梁章钜：《称谓录》，李延沛整理，哈尔滨：黑龙江人民出版社，1990 年，35–37 页。

[54] ［宋］不著撰人：《小儿卫生总微论方》卷 2，1958 年，18 页。

[55] 费康成主编:《中国家族的法规》,上海社会科学院出版社,1998年,附录 266 页。

[56] 何伦《何氏家规》:"凡产子,须是为母者自哺,不可委之乳母。吾尝见人家用乳母者,雇值服食,稍不如愿,反令其子寒暖失时,饥饱无节,或跌扑损伤,隐蔽不言,致残莫知所自。且乳母中,端洁者寡,常生意外之虞,不可不谨。"徐梓编注:《家训——父祖的叮咛》,北京:中央民族大学出版社,1996 年,203 页。

[57] 哺儿法:"儿生下后,产母乳汁未行,必择乳母年壮体厚,乳汁浓白者,以乳之可也。产母乳汁既行,必须揉而捏去之,此乳不可哺也。积滞之气,恐损儿也。"[明] 万全:《万氏家藏育婴秘诀》卷 1,武汉:湖北科学技术出版社,1986 年,8 页。清代女医曾懿写道:"《女学篇·自乳之得宜》:欲子女多,须雇乳媪;欲子女强,仍宜自乳。盖天之生人,食料亦随之而生。故婴儿哺育,总以母自乳为佳。每见儿女自乳者,身体较为强壮。惟自哺儿饮食必须丰美,盖乳乃气血所化,全赖滋养,方可使乳充足也。"《曾懿集》医学篇外三种,《女学篇》,徐泂,马宇点校,成都:四川大学出版社,2017年,130 页。

[58] [唐] 孙思邈:《千金要方》卷 5:少小婴孺方,1997 年,88 页。

[59] [宋] 陈自明:《妇人大全良方》卷 24,2003 年,463 页。

[60] [明] 万全;《育婴家秘》卷 1,载《万密斋医学全书》,傅沛藩主编,北京:中国中医药出版社,2015 年,471 页。

[61] [明] 王大伦:《婴童类萃》上卷:择乳母论,1983 年,8 页。

[62] [清] 竹林寺僧人:《竹林女科证治》卷 4:求嗣下择乳母法,1993年,322–323 页。民国时期吴克潜所著《儿科要略》对乳母的要求更多,增加之项,如"年龄宜在三十五岁以下""乳房充实高起,乳汁白而甘浓,其子女无病健全者,方可雇用之"。"乳母生子一年左右者,再哺婴孩则不适于用。盖哺婴孩至十个月之久,则乳汁将历二年,已清淡而无滋补之力矣。故雇用乳母,须考查其儿生日期,初生至三月以内者,最为适用,以哺至十个月或一周岁为

止。""有孕之乳母，不可哺儿"历代累积。见陆拯主编：《近代中医珍本集成》（儿科分册），杭州：浙江科学技术出版社，1993 年，481–482 页。

[63] 本书是北京图书馆珍藏的清代民间艺人绘画稿本，画工精细，图文并茂。北京：书目文献出版社，1983 年。

[64] [清] 陈复正：《幼幼集成》卷 1，1988 年，66 页。

[65] [明] 薛己：《保婴金镜录》，载《薛氏医案》，张慧芳、伊广谦校注，北京：中国中医药出版社，1997 年，693 页。

[66] [明] 薛己：《保婴撮要》卷 1：护养法，北京：中国中医药出版社，2016 年，2 页。

[67] 分别见于 [明] 薛己：《保婴撮要》2016 年，166 页（卷 7）、369 页（卷 14）。

[68] [明] 薛己：《陈氏小儿痘疹方论》，载《薛氏医案》，张慧芳、伊广谦校注，北京：中国中医药出版社，1997 年，668 页，678 页。

[69] [明] 王肯堂《证治准绳·幼科》，陈立行点校，北京：人民卫生出版社，1993 年，138–139 页。

[70] 另一位受脾胃学说影响的医家是薛己，在论生血时，主张补脾："血者，水谷之精气也，和调五脏，洒陈六腑。在男子则化为精，在妇人上为乳汁，下为血海，故虽心主血，肝藏血，亦皆统摄于脾，补脾和胃，血自生矣。" [明] 薛己：《校注妇人大全良方》卷 1，上海：科技卫生出版社，1958 年，1–2 页。

[71] [明] 王肯堂：《证治准绳·幼科》，1993 年，989 页，997 页。

[72] [南朝] 刘义庆：《世说新语》，长沙：岳麓书社，2015 年，364 页。

[73] [唐] 房玄龄等：《晋书》第 4 册卷 40，北京：中华书局，1974 年，1170 页。

[74] 程郁：《宋代乳母与妾的区别及联系》，上海师范大学学报（哲学社会科学版），2016 年第 6 期，133–145 页。

[75] 稳婆道："出来做乳母的，乡间人多，有起来要几十个也有，没有起来，急切哪里去寻？至少也得三天五天，到各媒婆家访问，或者

有也未可知。""这个女子，不是本处人，是个官宦人家媳妇"，发在官媒沈媒婆家"半个月了，急切要出脱……我到沈家，见她乳浆甚多。"[清]无名氏：《金石缘》第十回，北京：中央民族大学出版社，2001年，136页。

[76] [宋]程颢、程颐：《河南程氏外书》卷10，载《二程集》，北京：中华书局，1981年，407页。

[77] [明]沈榜：《宛署杂记》，1961年，74页。

[78] [清]福格：《听雨丛谈》卷11，香港：文海出版社，1973年，206页。

[79] [清]谷应泰：《明史纪事本末》卷71，上海：商务印书馆，1934年，24页。

[80] [清]李逊之：《三朝野记》，上海：上海书店出版社，1982年，126–127页。参朴人：《吾皇万岁万万岁：古代帝王生活》第十四章，2012年，98–102页。

[81] [宋]吴自牧：《梦粱录》，1980年，174页。

[82] [日]夫马进：《中国善会善堂史研究》，伍跃、杨文信、张学锋译，北京：商务印书馆，2005年，274页。

[83] 李正芳总修：张葆森总纂：《邵武县志》，清咸丰五年，邵武：福建省邵武市印刷厂，1986年，87–88页。

[84] [清]丁丙：《武林坊巷志》第4册，杭州：浙江人民出版社，1987年，197页。

[85] [清]丁丙：《武林坊巷志》第4册，1987年，198页。

[86] 这段材料见梁其姿：《施善与教化：明清的慈善组织》引述《善德纪文叙录》，石家庄：河北教育出版社，2001年，96页。

[87] 《活幼心法》也指出小儿三周岁若不断乳则脾胃功能受损，脆弱难养。

[88] 所谓"伏断日"是指日干十二地支与二十八宿中的利宿相配合日，即：子日虚星，丑日斗星，寅日室星，卯日女星，辰日箕星，巳日房星，午日角星，未日张星，申日鬼星，酉日嘴星，戌日角星，亥

日壁星，而像元月、五月、七月等恶月还忌断奶。参见郑小江:《中国生育文化大观》，1999 年，276 页。

[89] [明] 武之望:《济阴纲目》乳病门"免怀汤，欲摘乳者，用此方通其月经，则乳汁不行。"方用当归尾、芍药、红花、牛膝（184 页）。类似的方剂还有很多，如《外科大成》中的回乳汤，组成是麦芽、归尾、赤芍、红花、牛膝。《外科正宗》的回乳四物汤，用四物汤加麦芽。

[90] [朝] 金礼蒙:《医方类聚》引《经验良方》，浙江省中医研究院、湖州中医院点校，北京:人民卫生出版社，1982 年，155 页。

附论：『另类』的女性身体史

红铅方的流传与消亡

我国历史上，曾出现过多次不单以治病为目的的用药风潮，如三国至唐代流行的金石药、宋朝的香药以及明代的人部药。明嘉靖年间，进药之风达到鼎盛，药物以红铅方、蟠桃酒、秋石为代表。红铅，为"无病室女初行月水"，是健康童女的第一次月经。多数语境下则指处女首次月经的加工品，也称"红铅丸""红铅方""红丸"，或更具道教色彩的"红铅金丹""三元丹"。

献药的官员

《万历野获编》卷二十一"进药"云：

嘉靖间，诸佞幸进方最多，其秘者不可知，相传至今者，若邵、陶则用红铅取童女初行月事炼之如辰砂以进。若顾、盛则用秋石取童男小遗去头尾炼之如解盐以进。此二法盛行，士人亦多用之。然在世宗中年始饵此及他热剂，以发阳气，名曰长生，不过供秘戏耳。至穆宗以壮龄御宇，亦为内官所蛊，循用此等药物，致损圣体，阳物昼不仆，遂不能视朝[1]。

邵元节是龙虎山道士出身，陶仲文本是县官，因喜好方术与邵元节私交甚好。他们均靠进献红铅获得圣宠，加官晋爵。嘉靖壬寅年，邵元节一去世，陶仲文就接替了进药的使命。"二人俱挂大宗伯衔，所进则红铅，并含真饼子，乃婴儿初生口中血"[2]。

陶仲文之后，盛端明，顾可学继之。顾可学是弘治十八年进士，笃好经方，革职闲居时贿赂严嵩，自言能炼独门丹药。受严嵩的举荐开始进献秋石、红铅，被任命为右通政，嘉靖二十四年擢升工部尚书，不久任礼部尚书，加至太子太保。秋石炼成，顾可学每每亲尝后献给皇帝，时人曾以"千场万场尿，换得两尚书"（吴中"尿""书"二字同音）讥讽之[3]。

明代皇族朱载堉亦好仙丹，得南阳人梁高辅所炼红铅"服之而效"。在载堉的举荐下，高辅通过陶文仲向皇帝进献了自己炼制的红铅，被封为"通妙散人"。载堉自己却未得进封，心中大为不快。当梁高辅炼红铅失败向他求取"存货"时，他拒绝了。于是"高辅始怒，而上亦疑高辅并疑堉矣"[4]。

"上有所好，下必甚焉"，红铅等药引发的利益之争可见一斑。

服药致死的皇帝

沈德符称邵、陶、顾、盛之流为"佞幸",对红铅等物亦持明确的反对态度,所谓"名曰长生,不过供秘戏耳"。

万历皇帝执政长达48年,直至去世,他的宠妃郑贵妃也没有放弃扳倒太子,让自己的儿子朱常洵继承皇位。1620年,万历驾崩,太子朱常洛已经39岁,这位压抑太久的太子刚刚登基,郑贵妃就送给他一份特殊的礼物。《明史·方从哲传》载郑贵妃(八月初一)"进珠玉及侍姬八人唉帝"[5]。"唉"可理解为引诱、勾引,也可以解释为吃、吞食,可想光宗为女色迷惑、精疲力竭的场景。四天后(八月初五),郑贵妃又使内侍崔文昇投大黄泻药,使光宗"头目眩晕,身体软弱,不能动履"[6]。八月二十二日,在兵科给事中杨涟的劝说下,"逐文昇",将他赶出宫外。八月二十九日,光宗病情"好转",召鸿胪寺官李可灼进红丸。

> 帝复问:"有鸿胪官进药者安在?"从哲曰:"鸿胪寺丞李可灼自云仙方,臣等未敢信。"帝命可灼至,趣和药进,所谓红丸者也。帝服讫,称"忠臣"者再。诸臣出俟宫门外。顷之,中使传上体平善。日晡,可灼出,言复进一丸。从哲等问状,曰:"平善如前[7]。"

光宗皇帝在一天之内服用了两次红丸,一次在上午召见群臣时，一次在下午四点左右，服后精神焕发，令人意外的是，"明日九月乙亥朔卯刻，帝崩"。朱常洛死于次日清晨七点之前，在位仅 29 天。从结果来看，前日的"平善如前"很可能是"回光返照"之象，加之红丸药性猛烈，过量服用自然是火上浇油。朱常洛的离奇去世在后来的笔记小说中不断演义。明末小说《梼杌闲评》曰："谁知天不慭遗，四海无福，圣躬过劳，致成脾泻不起……可灼入内，取出红丸药六七颗与文升道：'此丸乃异人传授神方，专治虚脱之症。虽至危殆，三服再无不愈的。此方以女子红铅为君，百发百中，管你见效[8]。'"笔者推测，在进服红铅之前，朱常洛应有"脾泻不起"之象。《二十六史通俗演义》认为罪魁祸首是大黄："或曰郑贵妃用泄药所鸩也[9]。"

"红丸案"与"梃击案""移宫案"并称轰动明朝的三大案件。熹宗继位后不断追查、复查、审案、翻案，长达数十年之久，党争与私仇夹杂其间，牵连枉死者甚众。

传奇的驸马

郑金生教授在《药林外史》一书中，专门探讨了明末"以人补人"之用药风气，宫廷歪风浸淫滥觞于正统，糜烂腐朽于成化，将红铅、蟠桃酒等药的流传时间推至明英宗成化年间[6]。这种观点应源于沈德符"国朝世风之弊，浸淫于正统而靡溃于成化"一语，此处并未言及具体人物。《万历野获编》另一条记载或可作为补充，卷二十八"京师狐媚"云：

京师无厕，居者以妇人月水弃之地，狐窃食之，遂能幻化百出，成千年狐，为玄为白，不可问矣。然闻先朝驸马都尉赵辉者，尚太祖第十六女宝庆公主，生平嗜饮女子月经，寒暑不辍，凡为禁脔者六十九年，寿百余岁，直至成化间始卒。则狐与人俱得此药力，似不诬矣。今世皆重红铅，亦炼童女经事为药进之，不特士人为然，即嘉靖中邵、陶、顾、盛之徒，咸以此致三公六卿。想亦因赵辉多寿，仿其遗意耶[10]？

宝庆公主（1394—1433）是明太祖朱元璋第十六个女儿，十九岁嫁给镇守金川门的千户侯赵辉。宝庆公主性纯淑，可惜早死。赵辉纵欲好淫，"姬妾至百余人"，他的纳妾与"嗜饮女子月经"的行为应在公主去世之后。赵辉一生富贵，活到九十岁时寿终正寝，在明代乃至中国历史上都是极为罕见的。或许红铅确有其效，愈传愈神；抑或本无神功，不过是人们为赵辉荣华一世、健康长寿寻找的理由。赵辉的传奇经历为红铅蒙上了一层神秘面纱。因此，据《万历野获编》推测，嘉靖时期的红铅之盛很可能是后人对于赵辉的模仿。

采选少女

明嘉靖年间，曾多次采选炼制红铅方的少女。《万历野获编》补遗卷"宫词"云：

嘉靖中叶，上饵丹药有验。至壬子冬。命京师内外选女八岁至十四岁者三百人入宫。乙卯九月，又选十岁以下者一百六十人，盖从陶仲文言，供炼药用也。其法名先天铅丹，云久进之可以长生。王弇州《嘉靖宫词》云：灵犀一点未曾通。又云：只缘身作延年药是也[11]。

《明实录》共记载了四年五次采选。嘉靖二十六年（1547）二月，京师附近十一至十四岁少女三百人入宫；三十一年（1552）十二月，又选三百人；三十四年（1555）九月，选民间女子十岁以下一百六十人；同年十一月，又选湖广民间女子二十余人；四十三年（1564）正月，选宫女三百人，前后共计一千零八十人[12]。这些少女除了有年龄的限定外，容貌神态也有严格的要求。张三锡所谓"草木之药千百服，不如此药一二服"[13]。

至药诀，至药诀，神仙裁接人难说。真机发露有缘人，天律至严勿妄泄。勿妄泄，莫轻谈，忠孝之人誓与传。先积阴功在人世，却选贤良美少年。美少年，方二七，月过十五辉光熄。樱桃小口石榴牙，目秀眉清肤似雪。五千四十莫迟延，紧看印堂光润泽。光润泽，验迟早，精神变态人难晓。至药初生五彩形，霞光万道眉间晓。三尸六贼尽潜逃，圣母真金无价宝。无价宝，应天星，唇如雪珀电光生。两目瞳仁如漆黑，五心烦热药将盈。

《万历野获编》提到的《嘉靖宫词》，是与陶仲文同时代的文人王世贞的作品，又名《西城宫词》。全诗为：

> 两角鸦青双箸红，灵犀一点未曾通。
> 自缘身作延年药，憔悴春风雨露中。

将宫词与"至药诀"一同来看，不禁要为千余名妙龄女子的命运深深惋惜。她们的青春消磨在皇宫之中，身体又被当作年年益寿的仙药。身体入药，古已有之。而爪甲、毛发等物的获取是无痛的，秋石的原料也是人体正常的代谢物。明代红铅、蟠桃酒等明代"以人补人"的药物，显已偏离"人部药"的题旨，实质上是"以女人补男人""以贫人补富人"。

取制服用

红铅方的炼制过程，以孙一奎《赤水玄珠全集》记载为详。此书刊行于万历十二年（1584），正是明代献药之风从兴盛走向高潮之际。孙一奎相信"药贵同类"，同类药功效更强，更具补益之功，这样的药物应视作珍宝。

> 取红铅法：凡择女鼎，忌犯十恶，须用五善，调养百日。不可食五荤三厌辛热等物，算他生年月日，至五千四百八十日足，天应星，地应潮，红光满面，发火烧身，癸将至矣。预备金银橐龠形如偃月器样，时至即系合虎穴，令骑坐空窍凳上，不可欹侧倒卧，已降取下，

再换一器。外用绢帛以收其余，看器中有一点硬子，红如朱砂者，乃黍米珠也。急取出以真土为衣，金银器合贮，否则气泄化为黄水，不堪用矣。余不成粒者为红铅，听后制用。次早以乳煎汤服之，凡觉精神昏闷，四大不收，浑身火热，急取初生蟠桃乳服之以解燥渴。得此一度，百病蠲除，精神强壮，益寿延年，诚人元服食之妙品也。近有十二三岁而来者，有十六七岁而来者，皆由禀受气偏调养失宜，但可作首经金铅而已[14]。

孙一奎认为，女体是仙药炼制的鼎炉。在月经来临之前，她们的饮食应符合佛道教徒的标准，恰好十四岁，是取红铅的最佳时机。她们要脱去衣物，坐在特制的凳子上，不能随便动弹，如此收集到的"红铅"才可称佳品。月经提前或延后，说明女子身体失于调养，这些女孩儿的经血也可炼制，但等级次之，称"首经金铅"。

取梅子法：夫梅子者，乃癸水之先气，五脏之精粹也。凡取之须预养女子，不使喧哗歌舞，以致失坠，五千四百八十日之前，但见两脸生花，印堂红见，身热气粗，腰膝酸疼，癸将降矣。即与橐龠如上法用之。俟其降，取视中有一点结硬如桃红色者即是。急取出以真土为衣。如癸水中不见，令黄婆视鼎内有血丝悬吊如小樱桃者，以中指挑断取出，真土为衣，

乳煎汤服之。如觉燥渴困闷，以头生男乳解
之。余红铅另制[15]。

红铅或用器皿收集，或直接用手探取，极不人道。
《赤水玄珠全集》还记录了"制首经金铅法""生取梅
子法""制红铅法""制白铅法""制灵铅法""制真土
法"。诸法后，又附宝珠丹一方，由当门子、樟脑、紫
梢花、丁香、大力子（牛蒡子）、急性子、斑蝥、红娘
子等八味药组成，"上共为细末，每服半分，无灰酒送
下，不降再服，催之，梅落即止"[16]，为炼制红铅时催
经之用。红铅性热，服用后出现"燥渴困闷"时，可以
用乳汁解热。孙一奎认为，所用乳汁须是头胎生男孩儿
的女性所出，这种要求为红铅方又增添了一层神秘色
彩。红铅方除口服外，也可鼻吸。卢之颐《本草乘雅
半偈》所载如下。

一法用红铅三两，先色如桃花，仅得百
厘，每用一厘，重绵裹护，子寅二时，纳左鼻
孔，行数百息，即随息入脑，尽此百厘，为返
老还童，长生不死之至实也[17]。

存废之争

与孙一奎"药贵同类""同类易收功"持相似观点
的是张三锡。他认为"大凡虚弱人，须以人补人，河车、
人乳、红铅俱妙"[18]。宣扬"以人补人"理论的还有张
景岳，他在补阵中收入了"红铅丸"一方，组成如下。

紫河车（用头产壮盛男胎者一具，以银针挑去紫血，米泔水洗净，用酒、醋炖烂焙干），人乳（以瓷罐盛晒干者四两。或以茯苓末一两收晒至五两者亦可），秋石（以童男女小便炼成者四两），红铅（亦名先天梅子，五钱。此室女初次经血。扣算女子年岁，凡五千四十八日，即女子天癸将至之日，须预备锡船候取，以茯苓末收渗晒干；或以丝绵渗取，用乌梅煎汤洗下，去水晒干亦可）

上为细末，炼蜜为丸，每丸重七厘。此药俗传云以人补人，得先天之气，神妙不可尽述，每丸价一两[19]。

从繁复的制作方法上可以看出张景岳对"红铅丸"的推崇。既然制备如此不易，价格自然不菲。"每丸价一两"，只有富豪贵族才能享用得起。赞同者还有缪希雍，《神农本草经疏》"妇人月水"条如下。

童女首经名红铅，能回垂绝之阳，如女子自受胎时算，至十四岁足共积五千四百之期，即于是日是时，经至者此为正鼎，其经为上药，用法招摄，若于经将至时真气先到，采入身中，名得大药，可以接命，即《首楞经》所载，精仙是也。绝非入炉交感，亦非情想得通，故亦成仙道耳[20]。

医家卢之颐也将红铅视为仙药。他和孙一奎的观点是一致的，认为二七而至的天癸最佳，并且"采取上药，须则首经"。

> 月水，《素问》谓之月经，又谓之天癸。丹家谓之月信，又谓之红铅。采取合法，成服食上丹，否则非徒无益，而又害之矣。
>
> 丹诀云：三十时中两日半，二十八九君当算，落红满地是佳期，金水过时空涸乱，故必三缘会合采取合宜，时中月望，乃结枚子如芥粒，不假人力为也，更炼龙虎两弦，退却阴符，进添阳火，候七七光生，食之接延寿命。即女子未经破残，或生辰在四季余月者，如法采取，亦可却病，岂小补云乎哉。近所尚者，先天一气已失，仅取糟粕剩余，不唯无补于形神，反致燎炎其焦府，既失授受之源，亦且择非其鼎，宜乎见者闻者，弃之勿顾[21]。

卢之颐生于万历二十七年，著《本草乘雅半偈》。此书初例有核、参、衍、断，收三百六十五种药，每药之下，其目为四，书名冠以"乘雅"，即是取四数为乘之义。此书因明末战乱被毁，于清顺治四年重新撰成，只保留了核、参两部分，故曰半偈。"乘""偈"二字都带有明显的仙家色彩，他赞成服用红铅似乎顺理成章。不过，卢之颐著书时明朝已接近灭亡，从文中也可以看到，在"红丸案"之后，红铅的选取和制作已不那么精良了，似乎同这个王朝一样，气数殆尽。

与孙文垣、张景岳同时代的医家中，反对红铅方者亦不乏其人。李时珍在《本草纲目》中就旗帜鲜明地批判道：

> 今有方士邪术，鼓弄愚人，以法取童女初行经水服食，谓之先天红铅。巧立名色，多方配合，谓《参同契》之金华，《悟真篇》之首经，皆此物也。愚人信之，吞咽秽滓，以为秘方，往往发出丹疹，殊可叹恶。按萧了真《金丹诗》云：一等旁门性好淫，强阳复去采他阴。口含天癸称为药，似恁洳沮枉用心。呜呼！愚人观此，可自悟矣。凡红铅方，今并不录[22]。

李时珍从药物性能出发，说明服用红铅毫无益处，还可诱发"丹疹"。吴昆则站在童女的立场，斥责那些没有仁德之心的术士，他在《医方考》中引用了孙思邈的观点，认为即便红铅有什么神机妙用，这种"杀人疗人"的做法也是不可取的。

> 杀生以求生，去生益远。皆所以全此心之仁也。近世术家有导取红铅者，使童女内服壮阳泄阴之药，外用异术以取之，往往致瘵，是杀人而疗人也，岂同仁之德耶[23]！

最有趣的是，明代小说《西游记》第二回，孙悟空到灵台山同须菩提祖师学道。祖师先向他介绍术字门（请仙扶鸾、趋吉避凶）、流字门（三教九流、看经念佛）、静字门（参禅打坐、戒语持斋），悟空听了都不愿学。紧接着：

> 祖师道："教你'动'字门中之道，如何？"悟空道："动门之道，却又怎样？"祖师道："此是有为有作，采阴补阳，攀弓踏弩，摩脐过气，用方炮制，烧茅打鼎，进红铅，炼秋石，并服妇乳之类。"悟空道："似这等也得长生么？"祖师道："此欲长生，亦如'水中捞月'。"悟空道："师父又来了！怎么叫做'水中捞月'？"祖师道："月在长空，水中有影，虽然看见，只是无捞摸处，到底只成空耳。"悟空道："也不学！不学[24]！"

小说中须菩提祖师的修行处在"灵台方寸山，邪月三星洞"。《庄子》曰："不可内于灵台。"郭象注："灵台者，心也。"葛洪《抱朴子》曰："方寸之心，制之在我，不可放之于流遁也。""灵台""方寸"皆指人心，"邪月三星洞"则代表卧钩之上附有三点的"心"字形体。真正的得道之人须"守住本心""明心见性"，采补之术不过是旁门左道罢了。

《赤水玄珠》大论红铅炼制，但此书并不是修道炼丹的专书，其中关于命门、三焦、君火相火的论述十分精当。孙一奎本人也是一位颇负盛名的医家，临证效验很高，大力推崇红铅，应是信奉道教又受当时用药风气影响的结果。而关于"红铅"的讨论一直持续到清朝，清代医家陆以湉在《冷庐医话》中对孙一奎的评价十分中肯。

> 阐发医理，有裨后学。惟载制红铅之法，为白圭之玷……（炳章）按：孙公文垣，论病理则发明处甚多，如辨三焦命门，亦多阐发深义奥理，惟论药，确有过泥古人夸奖之处，是其阙点耳[25]。

红铅方之消亡

明亡后，清朝统治者吸取前朝教训，从律法上禁止了各种损害活人身体的行为。据《大清律》，"采生折割人"者将被处以极刑，妻子及知情者连坐。

> 凡采生折割人者，凌迟处死，财产断付死者之家。妻、子及同居家口，虽不知情，并流二千里安置。为从者，斩。若已行而未曾伤人者，亦斩。妻、子流二千里。为从者，杖一百，流三千里。里长知而不举者，杖一百；不知者，不坐；告获者，官给赏银二十两[26]。

"采生折割人"有哪些具体行为？律法没有提及，在清代律学家沈之奇的注有记载。

有为妖术者，或取人耳目，或断人手足，或木刻、泥塑为人形，将各件安上，乃行邪法，使之工作；又有探取生人年月生辰，将人迷在山林之中，取其生气，摄其魂魄，为鬼役使，往时滇、黔、两粤中有之；更有剜人脏腑及孕妇胞胎、室女元红之类，以供邪术之用，皆是采生折割[27]。

室女元红即未出嫁女子的首次月经，"以供邪术之用"自然是炼制红铅了。清朝皇帝中，喜好丹药的只有雍正一位，他曾作《炼丹》诗："铅砂和药物，松柏绕云坛。炉运阴阳火，功兼内外丹。"但清朝上层没有形成服食丹药的风气，这一点是无疑的。红铅在民间仍具有生命力，并没有随着明王朝的结束戛然而止，因此才会继续受到立法者的关注。除《大清律》外，《阅微草堂笔记》的一则故事似可作为旁证。

郭石洲言，河南一巨室，宦成归里，年六十余矣，强健如少壮，恒蓄幼妾三四人。至二十岁，则治奁具而嫁之。皆宛然完璧，娶者多阴颂其德，人亦多乐以女鬻之。然在其家时，枕衾狎昵与常人同，或以为但取红铅供药饵，或以为徒悦耳目，实老不能男，莫知其审也。后其家婢媪私泄之，实使女而男淫耳[28]。

这些女孩儿侍奉河南一位富豪（巨室）老翁几年，

出嫁时仍是处女之身（完璧），家中却常传出行房事之声。原来是老翁想发泄性欲，却怕御女生子，为其所累，又不想蓄养男童，被子孙耻笑，只好靠"后庭"排解了。值得注意的是旁人在得知真相前的种种推断，其中就有"但取红铅供药饵"的说法，非民间真有此事，不能做此猜想。

关于红铅的种种讨论一直持续到清末，毛祥麟《对山医话》记载如下。

> 方伎之流，以法取童女初行经水，谓之红铅。多方制炼以惑人，而尤盛行于明末，有术士制一粒丹，用乳调匀，使人仰卧，从鼻灌之，美其名曰进大药，朝贵多趋之。李可灼红丸之案，即此物也。按妇人月水咸热有毒，服之伤脑，术士之言，岂足信哉[29]！

《对山医话》成书于光绪二十九年（1903），距离最后一个封建王朝的灭亡已时隔不远。回顾前朝往事，不胜唏嘘。现代，红铅已彻底退出了历史舞台。有学者认为，红铅的使用极其荒谬、没有任何药用价值[30]。这种看法似可商榷。一种药物若毫无效用，不可能风行数百年之久。它的流传也好，消亡也罢，都不是医疗本身能决定的，其中掺杂了诸多社会因素、政治因素、伦理因素。上述探讨并非为古人翻案，而是笔者爬梳史料之余的些许思考——血液的同类相授、"以人补人"的用药风气是否有据可循，红铅方是否仅仅是医学史上的一个谎言或谬误？当然，红铅方早已消亡，它仿佛帝国晚景的一轮落日，映照在喋血的宫廷之中，映照在早已远去的一群人身上。这些人中，有纵欲淫乱的君主、趾高气昂的道士，有殷勤谄媚的朝臣、各执己见的医家，更有无数以身作药、备受摧残的妙龄少女。他们伴随红铅方的流传与消亡，在羸弱颓靡的王朝中，留下了黯淡的身影。

由《明史·列女传》"割股疗亲"想到的

武英殿本《明史》有《列女传》三卷，计一百七十正传与六十九附传，共二百三十九传，具体人数则要更多。《列女传》每篇不过一二百字，叙事极其简略，却对女性躯体遭受的磨难描绘得相当细致。《明史·列女传》中不愿为倭寇所辱、含笑投井的张氏死前曾以"妇道惟节是尚，值变之穷，有溺与刃耳"。嘉靖间的倭寇猖獗、崇祯末的流贼横行使许多女性遭遇罹难，歌颂节烈致死的传记占了《列女传》大半篇幅，一些女性会采用断指、毁面、刺喉、自缢、绝食、火焚、剖腹等各种方法毁坏身体以保守贞节。史传中，另一群女性也正使用着类似的自残方式，却出于不同的目的[31]。

《明史·列女传》，有二十五传歌颂了女子的孝顺。每当父母、舅姑或丈夫生病时，侍疾在侧的女性常常会割取身上的肉，奉献给亲人以践行孝道。唐开元后，"割股"盛行，此后正史《列女传》始见"割股疗亲"之例，计有《宋史》2女、《金史》2女、《元史》

9 女（7 传），均以"割股""刲股"垂名。宋元以降，民间"割股"者越来越多。考《明史·列女传》，以身奉亲的女性有 10 人，她们割取的部位或为"乳"，或为"臂"，或为"肝"，或为"指"，或统言"肉"，明确记载为"割股"者竟无一人（详见后文列表）。《明史·孝义传》却记载了至少 4 位男性"割股"[32]，明代方志及《清史稿·列女传》中亦能见到许多女性"割股"。《明史·列女传》为何采录"割臂""割肝"的孝行而舍弃"割股"？这是撰写者有意为之，还是"割股疗亲"在明代出现了新的变化？笔者将以《明史·列女传》为线索，从身体、性别的视角展现"割股疗亲"在历朝的演变过程；并通过医药、史书、方志、图像等资料尝试对上述问题做出合理的解答。

"割股"作为"孝行"的确认

唐以前，正史设《列女传》不是常例，更不见女性以割股入史。但关于"割股"的传说从汉代就已出现，广为流传的当属《韩诗外传》中"介子推割股"之事。杜预注《春秋左传》时也参考此说。但春秋三传及《史记·晋世家》均未言介子推割股之事，不应视为信史。汉惠帝时，"除挟书之律，儒者始以其业行于民间"，当时儒者常以己意解经，对史事不免渲染。不过"割股"之说也非空穴来风。春秋楚宋交战，已有"易子而食"先例，汉代因某地饥荒，致"人相食""民相食""父子相食""夫食妇"的惨剧也时有发生。

"人身"可以疗疾

西汉医书《五十二病方》中，收录源自人身的药物11种，包括乳汁、人血、发、溺、头脂、死人头、死人胫骨等。同时代的《神农本草经》《伤寒论》，魏晋陶弘景《名医别录》及唐《新修本草》也有人体入药的记载。

唐开元后期，《新修本草》颁行八十年之后，陈藏器著成《本草拾遗》。书中收录"人部药"有"天灵盖""怀妊妇人爪甲""人口中涎及唾""人血""人肉""人胞""胞衣水""人胆""男子阴毛""新生小儿脐中屎""诸朽骨"、"生人发""人溺"等 13 种[33]。可以用作奉亲的有"人血""人肉""人胆" 3 种。但除了"人血"为"刺热血饮之"外，"人肉"条只言"治瘵疾"，"人胆"则"主鬼气、尸疰、伏连"，并未介绍具体的取服方法，也没有说明取自生人还是死人[34]。在《本草纲目》中，李时珍称陈藏器"自本草以来，一人而已"，却对"人肉"入药不以为然。的确，《本草拾遗》中存在大量"荒诞不经"的药物，可以看出陈藏器作为本草学家的标新立异[35]。不过书名既言"拾遗"，将官修本草未收录的药物记录在册，本是符合"拾遗"精神，使中古时期复杂而奇特的医疗行为得以保留。

"孝义"可以入史

正史为"孝"立传，首见于《宋书》之《孝友传》，颂扬事迹多为孝顺父母、忠君报国、乐善好施、慈爱乡里等。女性如朱百年之妻于丧夫后安贫守寡、不受救济；新蔡徐元妻许丧夫，宁死不再嫁等，入传人数较少。

《新唐书·孝友传》序称"唐时陈藏器著《本草拾遗》，谓人肉治羸疾，自是民间以父母疾，多割股肉而进"，并对京兆张阿九、赵言，奉天赵正言、滑清泌，羽林飞骑啖荣禄，郑县吴孝友等 29 人"或给帛，或旌表门闾，皆名在国史"。宋代钱易《南部新书·辛集》也说："开元二十七年（739），明州人陈藏器撰《本草拾遗》云'人肉治羸疾'，自是闾阎相效割股，于今尚之。"从《孝友传》的序文来看，唐朝政府已将"割股"视为孝行，与"身体发肤，受之父母，不敢毁伤"的传统孝道构成了人伦冲突，并且《新唐书》与《南部新书》都将《本草拾遗》视为百姓"割股疗亲"医学依据。《旧唐书》记录了武则天对"割股"的嘉奖。

> 王友贞，怀州河内人也。父知敬，则天时麟台少监，以工书知名。友贞弱冠时，母病笃，医言唯啖人肉乃差。友贞独念无可求治，乃割股肉以饴亲，母病寻差。则天闻之，令就其家验问，特加旌表。

正史中女性"割股"最早见于《宋史》，有朱云孙妻刘氏刲股疗姑、吕仲洙女良子刲股疗父两篇传记。与此呼应的是《宋史》74 位孝子，他们有 7 人割股，2 人割乳头，1 人割肝。由宋至清，史书中对"割股疗亲"的记载和讨论从未断绝。

身体的宗教仪式

《宋史》中有一位名叫刘孝忠的孝子，他为母亲"割股""断乳"，同时也是一位虔诚的佛教徒："母病经三年，孝忠割股肉、断左乳以食母；母病心痛剧，孝忠然火掌中，代母受痛。母寻愈。"如此一来，孝忠佛心更笃，"尝于像前割双股肉，注油创中，燃灯一昼夜。"

在战乱频仍的南北朝，当现实生活中的痛苦无法摆脱时，人们常常寄希望于佛法，佛教在这一时期得到长足的发展。位于东南沿海的广州、泉州、扬州，在唐朝是西域海舶碇泊之地，尝有印度僧人往来传授。学者金宝祥[36]推测，陈藏器的家乡界于扬、广二州之间，他受印度僧人影响未尝没有可能。而古代印度佛教寓言中有不少人肉人血为方药的奇异传说。

五代笔记小说《北梦琐言》中，"割股炼指"的章孝子也是一位佛教徒。

> 章孝子名全益，东蜀涪城人。少孤，为兄全启养育。母疾，全启割股肉以馈，其疾果瘳也。他日，全启出游，殂于逆旅。全益感天伦之恩，制斩衰之服。又以全启割肉啖母，遂以火炼指，以申至痛。仍以银字写《法华经》一部。日夕讽诵，仍通大义。

佛教东传后，译经之风日盛，大量的佛经被翻译出来。正史中的佛经书目，首见于《隋书·经籍志》。

> 道、佛者，方外之教，圣人之远致也。俗士为之，不通其指，多离以迂怪，假托变幻乱于世，斯所以为弊也。故中庸之教，是所罕言，然亦不可诬也。故录其大纲，附于四部之末。

《隋书·经籍志》共收录佛经一千九百五十部，六千一百九十八卷，推寻典籍，自汉以降，中国未传。魏晋南北朝时期的杂传著作中，有许多已为僧尼、仙道立传。到明代，人们对佛教的笃信愈加坚定，当时的学者谢肇淛称："今之释教，殆遍天下。琳宇梵宫，盛于黉舍；唪诵咒呗，嚣于弦歌。上自王公贵人，下至妇人女子，每谈禅拜佛，无不洒然色喜者。"佛教产生的影响除了庙宇遍地、诵经不绝于耳，对身体的损伤也颇为触目。

> 学佛者焚身惑众，惧人之不信也，而托之火化；求仙者横罹非命，惧人之见笑也，而托之兵解。则世人恶疾而自焚者，皆佛也；丽法而正刑者，皆仙也？人之愚惑，一至于此。僧之自焚者，多由徒众，诳人舍施，愿欲既厌，然后诱一愚劣沙弥，饮以鸩药，缚其手足，致之上座而焚之耳。当烟焰涨合之际，万众喧阗，虽挣扎称冤，不闻也。亦有无赖贪得钱帛，临期服冰片数铢者，但觉寒战，烈焰焦灼，气无痛楚，故远近信之，布衬云集。至于

灼顶燃灯，炼指，断臂，剔目，接踵相望，大
约伪者十七，真者十三；为利者十九，为名者
十一。皆非禅学之正宗也。

无论是《宋史》中的刘孝忠，还是《北梦琐言》里
的章全益，他们"割股疗亲"的行为因佛教的介入而颇
具仪式感和神秘感。《宋史·列女传》中的吕良子虽然不
是佛教徒，但她"割股"时的祝祷行为与"割股"后的
奇异天象，亦具有浓厚的仪式感和神秘感。

吕仲洙女，名良子，泉州晋江人。父得
疾濒殆，女焚香祝天，请以身代，刲股为粥以
进。时夜中，群鹊绕屋飞噪，仰视空中，大星
烨煜如月者三。越翼日，父瘳。女弟细良亦相
从拜祷，良子却之，细良恚曰："岂姊能之，
儿不能耶！"守真德秀嘉之，表其居曰"懿孝"。

《明史·孝义传》中的夏子孝"六岁失母，哀哭如
成人。九岁父得危疾，祷天地，刲股六寸许，调羹以
进，父食之顿愈。翌日，子孝痛剧，父诘其故，始知
之"。"祷天地""顿愈"等描述说明至孝之人可以感动上
苍，使"割股"达到一般药物不具有的奇效。清代一则
医案曾记录过一位因"割股失血，蓦然口噤项强及角弓"
的妇人，她怀娠六月时为生病的丈夫"割股"，并在"割
股"前祭拜了北斗星。

国家对"割股"的褒奖与禁绝

唐、宋政府对于"割股疗亲"总体上是支持的[37]。五代时期，政府却对割股行为多次禁止，元、明亦颁布过禁止割股，或对割股不加旌表的政令。政令所出，原因各异，但无论政府的态度如何变化，割股疗亲不仅从未消失，反而愈演愈烈。

因逃避赋税而禁绝"割股"

中古时期，许多下层百姓自残自伤的行为，多是在政治环境逼迫下逃避徭役赋税的无奈之举。《南齐书》指出，一些民众"畏失严期，自残躯命，亦有斩绝手足，以避徭役。生育弗起，殆为恒事"。

《旧五代史》记载棣州蒲台县百姓王知严妹，"以乱离并失怙恃，因举哀追感，自截两指以祭父母。帝以遗体之重，不合毁伤，言念村闾，何知礼教。自今后所在郡县，如有截指割股，不用奏闻"。是年，诸道多奏军人百姓割股，青、齐、河朔尤多。帝曰："此若因心，亦足为孝。但苟免徭役，自残肌肤，欲以庇身，何能疗疾？并宜止绝。"

五代之际，百姓苦于兵役，往往在亲人生病时选择割股，还有人会在亲人去世后"割乳庐墓，以规免州县赋役"，户部每年颁发的蠲符不可胜数，制作蠲符所需的"蠲纸"由各州县所出。后何泽"上书言其敝，明宗下诏悉废户部蠲纸。"

唐、宋政府的大力褒奖与"寄肉"之举

宋太祖、太宗以来，子报父仇而杀人者，会被赦免

释放；刲股割肝者，普遍受到封赏，于是"一百余年，孝义所感，醴泉、甘露、芝草、异木之瑞，史不绝书，宋之教化有足观者矣。作《孝义传》"。入《宋史·孝义传》者多"刲股割肝"，时人认为"冠冕百行莫大于孝，范防百为莫大于义"，正史《列女传》中女性"割股"，也最早于《宋史》中加以记录。

> 朱云孙妻刘氏，姑病，云孙刲股肉作糜以进而愈。姑复病，刘亦刲股以进，又愈。尚书谢谔为赋《孝妇诗》。

宋代甚至出现了亲人不在身旁，孝子割股寄送的"寄肉"之事。南宋名将赵葵在滁州平乱时得知母亲生病，"谒告省侍不得，刲股杂药以寄之。母卒，葵求解官，不许，不得已，卒哭复视事。"明朝通州卫指挥王立，闻其父亲居乡（滑县）得噎病，乃割股"内丸药，寄归疗之"，太宗得知后，"命归侍，仍赐立六十锭（永乐三年十月乙卯）"。清初，福建闽县蔡昌登之妻林氏，姑病，刲股。母病，隔二百里，剖肝寄之。"寄肉"孝行竟流传了下来[38]。

明洪武初年的"杀子"事件

元明时期，"割股疗亲"再次受到政府不同程度的禁止。《元史》卷一百五载："诸为子行孝，辄以割肝、刲股、埋儿之属为孝者，并禁止之。"明初，山东日照百姓江伯儿为疗母病，将三岁的儿子杀死，以祭祀泰山。此事被明太祖获悉，怒斥"灭绝伦理"，江伯儿受到了"杖百，戍海南"的惩罚。经这次杀子事件，如何旌表孝行在朝堂上被重新讨论。

> 礼部尚书亨泰说："人子事亲，居则致其敬，养则致其乐，有疾则谨其医药。卧冰割股，事非恒经。割股不已，致于割肝，割肝不已，至于杀子。违道伤生，莫此为甚。堕宗绝祀，尤不孝之大者，宜严行戒谕。倘愚昧无知，亦听其所为，不在旌表之例。"
>
> 诏曰："可"。

亨泰的一番言论似乎表明，从割股到割肝、到杀子到堕宗绝嗣，其严重程度是逐渐递增的，割股损伤轻微尚且可以听任，如果发展到损伤婴孩、影响宗庙香火的地步实是有违伦理，不能不禁。洪武二十七年，朝廷再一次申明孝道，规定"凡割股或致伤生、卧冰或致冻死、自古不称为孝。若为旌表、恐其仿傚。通行禁约、不许旌表"。但《元史》《明史》中关于"割股"的记载不胜枚举，明太祖不予旌表，主要是极端者"堕宗绝祀"的行为已严重违背了人伦之理。对不至伤生的"割股"行为，虽不旌表但也未曾禁绝。不过在杀子事件之前，一位女性曾"刺血和药""刲股"，"太祖闻之，遣中使赐衣一袭、钞二十锭，命有司还其丧，旌门闾，复徭役"，而她就是《明史·列女传》的第一位传主——刘孝妇。查阅《明实录》及地方志，受嘉奖的"割股"人群仍然是庞大的。而亨泰的叙述也说明了医药、割股、割肝、杀子等"孝行"的惨烈程度逐渐递进,"割肝"要比"割股"更难得也更危险。

解读《明史·列女传》

清朝于顺治二年(1645)设明史馆,康熙十八年(1697)开始修史,雍正十三年(1735)《明史》定稿,乾隆四年(1739)刊行。《明史》修撰前后历经九十余年,日久而功深。

> 清代学人赵翼评价:近代诸史,自欧阳公《五代史》外,《辽史》简略,《宋史》繁芜,《元史》草率,惟《金史》行文雅洁,叙事简括,稍为可观,然未有如《明史》之完善者……且是非久而后定,执笔者无所徇隐于其间,益可征信。非如元末之修宋、辽、金三史,明初之修《元史》,时日迫促,不暇致详而潦草完事也。

《明史》列传,各随时代先后而立,排次得当、编纂得当、附传简括、多存大体,向来为人所称颂。梁启超认为,类传、合传中的普通人物尤能代表社会一部分现象,这些人物性质相同、却无主从关系,"多数的活动,其意味极其深长,有时比伟大还重要些,千万不要看轻他们。没有他们,我们看不出社会的真相,看不出风俗的由来"。

《明史·列女传》中，女性割"乳"、割"臂"、割"肝"、割"指"，却无人"割股"的情况在引言中已经指出。笔者考查了所有正史《列女传》的"割股"记录后发现，这确是《明史》独有的现象（附表 1）。但若仅以殿本《明史·列女传》的内容来推测明代女性的面貌，得到的结果是相当局部与简单化的，甚至可能产生与史实相悖的不当推论。田汝康、李敖、邱仲麟等学者考查了大量明清地方志中的"割股"史料，亦为本文提供了重要线索。

明清时期"股肉不敬"之说

李敖《中国女人割股考》一文详细列出了唐以来，以地方志为主的文献中，六百二十个女性的"割股"事例。割肉的部位大致可分：股（540 件）、臂（52 件）、肝（33 件）、胸乳（5 件）、指（5 件）、胁（2 件）、耳（1 件）、膝（1 件）、肺（1 件）。最早是唐穆宗三年（823）的钱塘冯氏割股疗母，刺臂血抄写佛经。最晚是清末宣统元年（1909）的绩溪冯氏焚香祷天，割左臂的肉给弟弟治病。冯氏本名冯顺弟，是胡适的母亲。学者邱仲麟发现，明代的一些图像资料，在显示割股时，所绘的常常是割臂。查阅明代画家仇英绘制的《绘图列女传》（附图 1 和附图 2），"图文不符"的情况确实存在。

明代高濂曾以《晋书·孝友传》中的李密为原型，撰写了一部名为《陈情记》的传奇。故事主体依据《晋书》而成[39]，唯第五场"夫妇割股"（附图 3）为虚构之情节。割股前，李密陷入对孝行的矛盾思考。

附表 1　正史《列女传》"割股疗亲" 情况

史书名	列女传	本传"割股"人数	事　迹	备　注
《史记》	无	0	／	《韩诗外传》记载 "介子推割股"，杜预注《春秋左传》引
《汉书》	无	0	／	
《三国志》	无	0	／	
《后汉书》	有	0	／	
《宋书》	无	0	／	始设《孝义传》
《齐书》	无	0	／	
《魏书》	有	0	／	始设《节义传》
《梁书》	无	0	／	
《陈书》	无	0	／	

（续表）

史书名	列女传	本传"割股"人数	事迹	备注
《北齐书》	无	0	/	
《周书》	无	0	/	
《隋书》	有	0	/	《隋书·经籍志》著录佛经一千九百五十部，六千一百九十八卷，附于四部之末
《晋书》	有	0	/	《孝友传》
《南史》	无	0	/	女性入《孝义传》
《北史》	有	0	/	
《旧唐书》	有	0	/	《隐逸传》载王友贞"割股肉以饴亲"，得到武则天褒奖

（续表）

史书名	列女传	本传"割股"人数	事　迹	备　注
《旧五代史》	无	0	／	《太祖纪》止绝自残肌肤
《新唐书》	有	0	／	《孝友传》指出，陈藏器《本草拾遗》一书导致民间割股疗亲的盛行，并载男性割股疗亲者29人
《新五代史》	无	0	／	明宗下诏废户部"蠲纸"
《辽史》	有	0	／	
《金史》	有	2	• 雷妇师氏割臂肉疗姑； • 聂孝女舜英割股及杂肉疗父	
《宋史》	有	2	• 朱云孙妻刘氏：割股疗姑 • 吕仲洙女割子割股疗父	"割股杂药以寄"者多"割股割肝"入《孝义传》
《元史》	有	9	• 郎氏割股割肉疗姑 • 东平郑氏、大宁杜氏、西安杨氏割体肉疗姑	禁割肝、割股、埋儿

鑫斯振振　生育视域下的古代医学

（续表）

史书名	列女传	本传"割股"人数	事　迹	备　注
《元史》	有	9	• 秦氏二女，姊啮脑，妹刲股疗父 • 许氏割股疗父 • 张又妇刲四刲股肉疗父母舅姑 • 武用妻苏氏刲股疗夫	禁刲肝、刲股、埋儿
《明史》	有	10	• 刘孝妇刺血和药疗夫 • 程氏刲腕肉疗夫 • 杨秦奴三割胸肉及剖胸取肝疗母 • 张氏割左胁肉及取肝疗姑 • 李孝妇割乳疗姑 • 洪氏刲乳肉疗姑 • 倪氏割左臂肉疗姑 • 刘氏刲股疗姑 • 王贞女断煮药指疗姑 • 台氏割臂药疗夫	他传不乏男子刲股，如：襄陵王冲烁、于范址、刘铉、朱鉴、储罐、沈德四、夏子孝等

（续表）

史书名	列女传	本传"割股"人数	事　迹	备　注
《新元史》	无	0	/	胡孝女割胸、杂他肉疗母
《清史稿》	有	22	● 王钜妻施割股疗姑 ● 陈文世妻刘割臂剖肝疗姑 ● 张茂信妻方割股疗舅 ● 林经妻陈割股疗夫 ● 萧学华妻贺割股肉疗姑 ● 于日焜妻李割股疗母、割臂疗姑 ● 郑郁妻璈蒯臂肉疗姑 ● 崔龙见妻钱九岁割臂疗父 ● 林国奎妻郑割肝疗姑 ● 袁绩懋妻左割臂疗父 ● 吉山妻瓜尔佳氏割肱疗姑 ● 梁进忠养女割股疗父 ● 何其仁聘妻李割股疗夫及舅	

蠡斯振振 生育视域下的古代医学

（续表）

史书名	列女传	本传"割股"人数	事　迹	备　注
《清史稿》	有	22	● 王前洛聘妻林割股疗父 ● 徐文经聘妻姚割股疗姑 ● 乔涌涛聘妻方割股疗姑 ● 伊崇阿妻希光割股疗夫 ● 王如义妻向割股疗舅 ● 许会妻张割股疗姑 ● 朱承宁妻曹割臂疗夫 ● 安于磐妻朱割股疗姑、后妻田割股疗夫 ● 田养民妻杨割股疗母	

注：表中史书按成书先后为序

　　我记得《本草拾遗》云'人肉治羸疾'，治羸疾，若用肉补，须把金刀剔股。休休，虽不敢毁发肤，我今日代父救祖割下这肉呵，是将父母生身报父母。

　　李密最终却没有"割股"，而是割下了左臂上的肉，随后又割了右臂，以示代父母二人尽孝。他不知妻子竟与自己不谋而合，也决心割股。与《绘图列女传》类似的是，妻子自言"割股"，实际却割了臂。

　　"割股"到了明代，逐渐变成"割体"的通称，实际割取的部位常常不是大腿上的肉。一些关于"割臂"的文字材料展现了明代人回避"股肉"的心理。"股在下体""下体不洁""肩肉高洁"，是当时"割股疗亲"者的新认识和新实践。

　　如《光绪武进阳湖县志》卷二十五：

　　　　毁身非孝，古人之论之详矣。然当亲病危笃之时，计无后之，而习闻人肉可以疗之说，固不暇问其术之不效不效，事之义不义，毅然出此，忍痛剥肤，所谓其愚不可及也。非笃于至性而能然乎？其事通谓之"割股"。夫股肉不可饲亲，类皆割臂耳。然互言习称，不可改矣。

　　《光绪苏州府志》中的孝妇周氏，在婆婆重病时决定割股和药，但考虑到"股在下体，不可奉姑"而割了臂；《大清畿辅列女传》记张某妻李氏，为姑病焚香祝祷，仰天呼曰："吾闻有割股疗疾者，吾其试之，不效

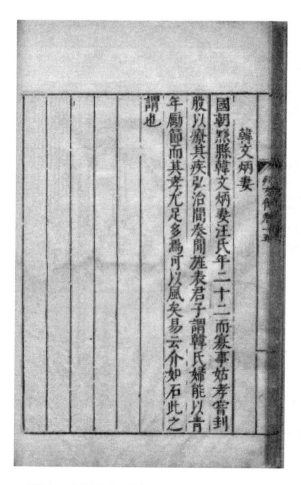

附图1 《绘图列女传》中"割臂"的韩文炳妻

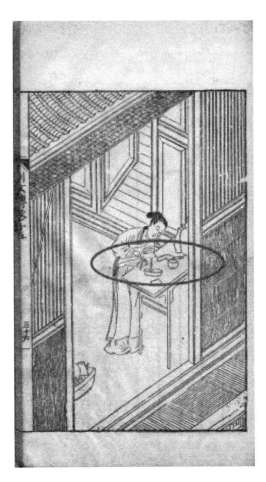

附图 1（续）《绘图列女传》中"割臂"的韩文炳妻

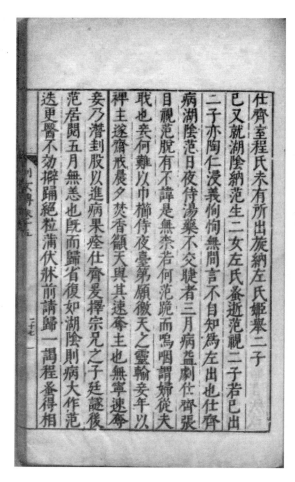

附图 2 《绘图列女传》中 "割臂" 的节孝范氏

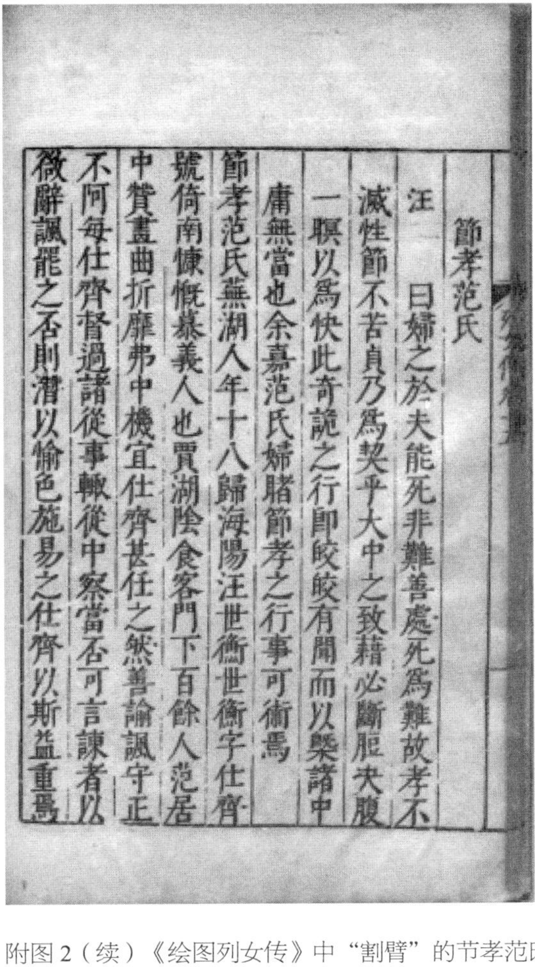

節孝范氏

汪曰　婦之於夫能死非難善處死為難故不
減性節不苦貞乃為契乎大中之致精必斷脰夬腹
一瞑以為快此奇詭之行即皎皎有聞而以槳諸中
庸無當也余嘉范氏婦睹節孝之行事可衛焉

節孝范氏蕪湖人年十八歸海陽汪世衢世衢字沱守正
號倚南慷慨暴義人也賈湖陰食客門下百餘人沱居
中贅畫曲折靡弗中機宜仕齊甚仕之然善論諷諫者以
不阿每仕齊過諸從事輒從中察當否可言諫者以
微辭諷罷之否則潛以愉色施易之仕齊以斯益重焉

附图 2（续）《绘图列女传》中"割臂"的节孝范氏

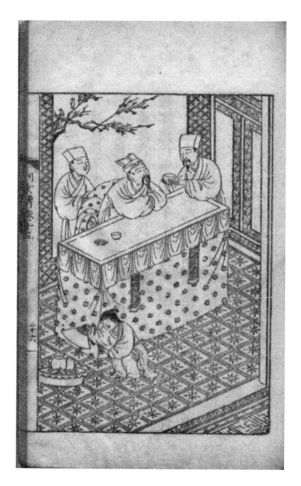

附图2（续）《绘图列女传》中"割臂"的节孝范氏

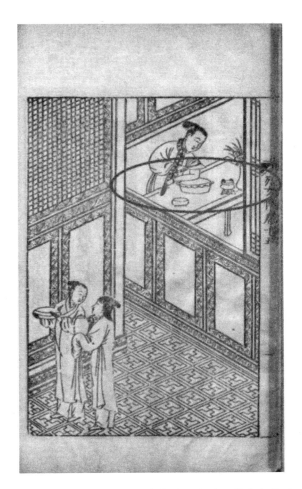

附图 2（续）《绘图列女传》中"割臂"的节孝范氏

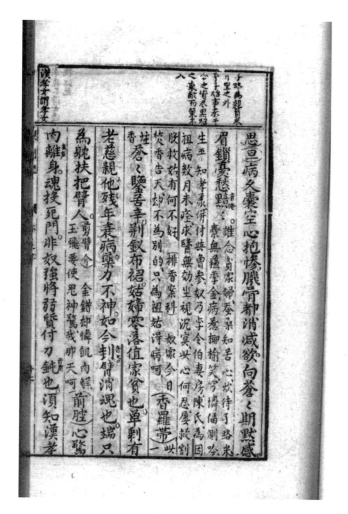

附图3 （明）高濂《陈情记》第五场 言为"割股"，实为
"割臂"

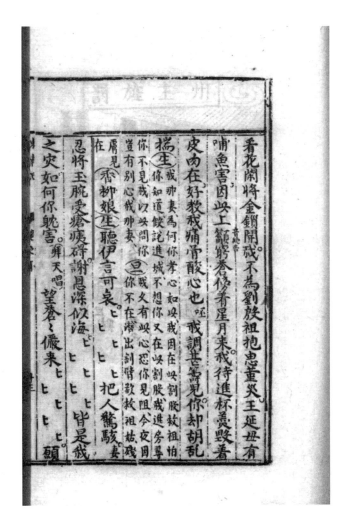

附图3（续）（明）高濂《陈情记》第五场　言为"割股"，
实为"割臂"

而从死，未晚也"，也想到了"股，下体，不洁，不如肱"，最终割下了长三寸的左臂上的肉，切成细条；《道光万全县志》中的刘维翰幼年丧父，母亲病重，一位僧人告诉他"非亲人肉血为引无益也"，刘维翰回家后割了一条左肩上的肉，"以肩肉为高洁也"。

"同类相补"的医药理论

《明史·列女传》是专属于明代民间女性的历史空间，只是这个空间太过局促，高度浓缩、简化的叙事使女性们的形象彼此相似，表现出一定的模式化。不过明清之际，士人往往对时事密切关注，使许多女性的事迹得以详加记录并流传至今。清人计六奇于《明季北略》中，详细记载了发生在崇祯三年，贫妇徐氏的剖肝进姑事件。

> 孝妇，湖广汉阳人，幼字村民汪卷。卷固贫窭，为人佣。母邓耄矣，妇归卷，昼耕暮织，其事姑，鸡豚蔬菜，未尝匮乏。崇祯己巳庚午间。大饥疫，妇与卷乞食，食无从乞。鬻身，身无从鬻。邓且病垂毙，偶思猪肝。妇匍匐往市，跪求屠者。屠不与，曰既无钱，勿望肝也。妇不得已泣归，念猪肝不可得，人肝猪肝，味或同，万一人肝可医我姑，姑生而我死，死何惜，遂夜半自引刀割其胁凡三剖，肝不出，将更举刀，忽见白衣姬，谓汝不得用刀法，刀宜横，不宜直，妇从之。奏刀砉然，肝果出，乃为汤以进姑。姑顿愈。当为汤时，妇全不觉，逾时创甚，妇昏聩，复见白衣姬者，

谓汝无虑，我起汝，妇果霍然。越数年，姑寿终，妇砌上结草，庐姑墓，一羹一茗，必躬捧奠墓前。墓在山僻处，风雨晦冥，烟雾四塞，山鬼号呼，蛇豕横突，妇无惧意。自担薪汲水为常，或助以衣食者谢不受。曰劳苦冻饿，不过死耳。我自割肝时死矣。为姑活，今死墓，早晚不论也。汉阳令杨四知稔其事，奏记上台为请旌于朝。

余读彤史遗编，见割耳断臂，诋妇人无侠气，然瑶池冰雪，或甘心伉俪，而未必矢念萱庭，号江负尸，诋女子无孝行，然抱石怀沙，或结念毛里，而未必笃情姑嫜，刲股祝发。诋儿妇忘高堂，然毁容伤体，或抱痛肢节而未必尽关生死，独妇一念笃至，九死不回，冒白刃而如雪。比剖心以同体，洵奇孝，亦至孝也；可以传矣。

与《列女传》简略的行文相比，徐孝妇的故事更加曲折感人，她主动割肝只是因为婆婆想吃猪肝不得，而她又一厢情愿地认为"人肝猪肝或味同"。有些情况下，"割肝"的建议则由医者向病人家属提出。明代蓟州人张广父亲病重，医者言"必得人肝和药以进，乃可愈"，于是张广"引导剖腹，割肝和药与父。父服之病即愈"。肝与目相通，为疗亲人的目疾，也会有孝子选择割肝。宣府万全左卫人李荣，父亲患脾疾、失明，十余年医治无效，庙中祈祷时遇到了一位道士，云"吾昔闻一人因其老父脾疾，割肝以饲，则其疾愈，尔能然耶？"李荣听了并没有怀疑，还家后即"取肝肉为羹，进父疾"。亲人得了肝病或目病，割肝以疗，似有同类相补之意。而明代确实存在着"以人补人"的用药风气，医家张三锡曰"大凡虚弱人，须以人补人，河车、人乳、红铅俱妙"。不过对于"人肉"，李时珍在《本草纲目》中已有批评，人肝入药更不见于传统医书，而提出这种建议的"医生"多被批判为"庸医"[40]。

以奇苦为尚的选材标准

从明制中可以看出，"孝子、顺孙、义夫、节妇、志行卓异"，必须有"非常之特操，超绝流俗"者才得以旌表。《列女传》中，从各地方志、众多传记中精挑细选来的女性，也都具有"奇节"。

> 列女节烈固不容泯没，然史传与郡邑志乘不同，二百七十余年间，节烈何止千计？登名志乘已足发潜德之幽光，史传则取其奇节炳著者，垂示万世，行露柏舟，三百篇中存其一二足以观矣，岂以多为贵乎？[36]

《列女传》中女性"割股"所奉的对象多为舅姑或丈夫，与自己并无直接的血缘关系，其中为母亲割股的传主只有杨泰奴一人。

> 杨泰奴，仁和杨得安女。许嫁未行。天顺四年，母疫病不愈。泰奴三割胸肉食母，不

效。一日薄幕，剖胸取肝一片，昏仆良久。及
苏，以衣裹创，手和粥以进，母遂愈。母宿有
膝挛疾，亦愈。

杨泰奴能以奉母入传，恐怕也是因她遭受了"三割
胸肉""剖胸取肝""昏仆良久"的奇苦。让人好奇的是，
在医疗技术并不成熟的古代，深居闺中的女性们如何自
己实施割肉的操作呢？"割肝"的细致过程我们已不得
而知，不过近代学者田汝康曾寻访过一名晚清女性，这
位老人曾因割股奉亲受嘉奖。这段珍贵的口述历史细致
而真实地展现了她"割股"的全过程。

> 55 年前，当我还是个小男孩时，仅仅是出
> 于好奇，在不同的场合，我说服了两位 80 多岁
> 由于割股美德而闻名的老妇，请她们描述一下当
> 初是如何实施这一行为的。其中一位老妇说，她
> 用一根绳子把皮肤扎紧，但随后她就拒绝进一步
> 的细节描述。另一位老妇人是我家同宗的曾祖，
> 同意告诉我整个过程，前提是我以后在文学界出
> 名后要宣扬她的崇高行为。她的方法是，首先用
> 一副滑动杆控制的眉毛钳，撮起左手臂上的一块
> 肉，然后用牙齿咬住一根绳子，再用右手把绳子
> 紧紧缠住被撮起的那块肉。之后，她快速用一把
> 锋利的小剪刀将撮起的肉剪下。随后，她用香灰
> 止住流血，再用膏药敷在伤口上。她说，这是作
> 为孝子孝女的最好的方法。

关于老人"割股"的更多细节，田汝康[41]说："22岁时，她从左手臂上割下肉来，希望以此救治她承受着无法救治的痢疾之痛的丈夫，但最终证明无效。从那以后，她就成了寡妇。"

谢肇淛《五杂俎》云：

> 古者妇节似不甚重，故其言曰："父一而已，人尽夫也。"辰嬴以国君之女，朝事其弟，夕事其兄；鹑奔、狐绥之行，见于大邦之主，而恬不为耻也。圣人制礼，本乎人情，妇之事夫，视之子之事父，臣之事君，原自有间，即今国家律令严于不孝不忠，而妇再适者无禁焉。淫者，罪止于杖而已，岂非以人情哉？抑亦厚望于士君子，而薄责于妇人女子也？

> 范蔚宗传列女而及文姬，宋儒极力诋之，此不通之论也。夫列女者，亦犹士之列传云尔。士有百行，史兼收之，或以德，或以功，或以言，至于方技缁流，一事足取，悉附纪载，未闻必德行纯全而后传也。今史乘所载列女皆必早寡守志，及临难捐躯者，其他一切不录，则士亦必皆龙逢、比干而后可耳。何其薄贵缙绅而厚望荆布也？故吾以为传列女者，节烈之外，或以才智，或以文章，稍足脍炙人口者，咸著于编，即鱼玄机、薛涛之徒，亦可传也，而况文姬乎[15]。

《明史·列女传》亦多以悲剧收场，歌颂死亡的传记，共216人，约占77.42%，比例相当高。女子遭受暴行或被迫自残，经历之惨痛触目惊心。嘉靖二十三年，恶少强占张氏女子而不得，"一人乃前刺其颈，一人刺其胁，又椓其阴。举尸欲焚之，尸重不可举，乃火其室"，张氏死时年仅19岁；陈襄妻倪氏，夫死，为绝媒人而"煎沸汤自渍其面，左目爆出，又以烟煤涂伤处，遂成狞恶状"；崇祯末年，陶氏为流贼所掳，"缚其手介刃于两指之……稍创其指，血流竟手"，妇不从，贼怒，"裂其手而下，且剜其胸，寸磔死"。

清人刘光赉有《论刲股之孝》一文：

> 禁封刲股疗亲之疾，本朝之例亦如此，此例最好。王者教天下之孝，不得不如此立法。至为此等事者多至性之人，而出于好名者盖寡。况女子乎好名，非以名要取功名富贵，此又合害于世，而不令其好名乎？中国轻女，养而不教，知修容而不知修德，而又无外事，一生局于一室，立身行道、扬名后世既非所望，而父母有疾迫切之际，女子何能为例？发于情之所不能自已，而自刲其肉，以冀一当，此际有好名之见者，决不出于此也。夫以肉愈疾，此必无之事。此而责其愚则可矣，若讥其好名，则将为彼女子所笑也！

女子"割股"，可见其之卑弱、真情。作为女儿，她们将身体奉献给父母；作为儿媳，奉献给舅姑；作为妻子，奉献给丈夫；乃至作为婢妾，奉献给主人、正妻[42]。她们的身体既是自己的、也是家族的。《列女》是《明史》中为本国人物传记的最后一个类传，在《艺术》《畴人》之后，《土司》《藩部》之前，正史为女性留有一席之地，但她们作为群体，仍是被严重边缘化了的。

女性身体史研究何以成为可能

在古希腊哲学中，身体长期以来作为心灵的对立面而存在，心灵是人文社会科学关注的对象，而身体完全隶属于自然科学。对于身体二元论，尼采率先质疑："灵魂、精神，最后还有不死的灵魂，这些都是发明出来蔑视肉体的"[43]，主张精神由身体而生，"一切从身体出发"。在尼采的著作《悲剧的诞生》中，一个健康的社会的诞生，是酒神狄奥尼索斯和日神阿波罗的结合，即"心灵"与"身体"的融合。梅洛·庞蒂认为，"身体是种奇特的物体，它把自己的各部分当作世界的一般象征来使用，我们就是以这种方式得以经常接触世界，理解世界，发现世界的一种意义"[44]，消解了身体和心灵的对立。

尼采之前，卢梭曾将疾病之中的身体感受作为写作题材，在生命晚期形成了"身体－感受－现实批判"的风格。这使他脱离了"启蒙"的主流话语，却开创出现代身体的话语体系[45]。法国哲学家米歇尔·福柯与卢梭不同的是将关注对象从个体经验转移到了他者[46]，在《疯癫与文明》《规训与惩罚》《临床医学的诞生》及《性经验史》等著作中，"把医学、精神病学、犯罪的惩罚等与身体有关的权力运作机制揭示得淋漓尽致"[47]。从研究对象的处境来看，尼采的"身体"是主动的、强大的、不断向历史进犯的；福柯的"身体"是被动的、卑弱的、不断为权力规训并改造的。"身体"的哲学转向在福柯这里得以完成。而西蒙娜·波伏瓦的《第二性》从具有生物属性的身体出发，得出的结论却是超越生物属性的——女性并非天生，而是后天塑造而成。这部女性主义著作与哲学领域自觉的"身体转向"不同，"身体"进入波伏瓦的视野似乎出于"偶然"。由此带给笔者的问题则是："身体"在女性研究中发挥作用的广阔性，以及女性史与身体史得以融合的可能性。

"身体史"的确立

关于"身体"与"身体史"的概念界定，不仅是本书面临的问题，也是现今学术界争论不休的难题。笔者试图梳理目前的身体史研究成果，仍得不出令人满意的答案。但若因此在概念的陷阱中徘徊，或止步不前，也不是明智之举。

"身体史"同"女性"一样，并非"天生"。美国学者夏洛特·费侠莉在《再现与感知——身体史研究的两种取向》一文中回忆："15年前（1984），当我开始研究传统中国的医疗与妇女历史时，人体有历史的概念是异常新颖的；人们对这样的概念不但感到奇怪，甚至难以接受。20 世纪 80 年代中期以来，身体史的概念逐渐常态化[48]。"关于"身体史"的研究意义，余新忠谈道：

> 所谓关注生命，就是关注身体。那么如何关注身体？就历史研究而言，最可行的是对人类身体历史的揭示和阐释……人类的身体，除了其生理性的一面，还具有社会性和文化性的一面。人类在自身的发展历程中，身体其实早已被赋予了太多的社会文化意蕴，而且还一直处在不断增加和消解之中。比如，乳房与性感、缠足与美等之间的关系，男女之间的两性信号，人体行为的含义，健康与美的标准，等等，在不同的时期、不同的文化中，显然都不尽一致。就此而言，不仅人类的身体有其历史，而且各民族、各文化群体都有其各自不同的身体史。
>
> 据此可以说，身体史的引入实为历史学洞开一个极富探索性和研究前景的论域[49]。

"再现"与"感知"，是费侠莉身体史研究的两种取向。前者意欲再现历史上不同文化对身体的建构并加以诠释，身体有着符号化的意味；后者要求研究者置身特定的历史情境中，体验与感知历史中的身体。1999 年，费侠莉《繁盛之阴：中国医学史中的性（960—1665）》一书在美国出版[50]。同年，日本学者栗山茂久《身体的语言——从中西方文化看身体之谜》出版[51]，为当时"身体史"领域重要成果。冯尔康在《中国社会史概论》中说："身体史研究方向的开拓，从开始不为人承认而后得到理解，到逐渐成为常态研究，这是新史学探索和开放精神的一种显著反映[52]。"身体史是有其历史的。法国历史学家勒高夫在《新历史》一文中已预见性地提出："最有前途的发展可能就是人文科学（首先是历史学）与生命的科学间藩篱之降低甚至摧毁。新历史追求重建一个完整的人的历史，他们要把人的身体生理放进一个社会性的时间之中[53]。"熊秉真在《幼幼：传统中国的襁褓之道》一书探讨古代中国的育婴文化，是一部医学与史学的融通之作，具有一定的开创性。她在本书第一章引言谈道："过去我们对历史上育婴扶幼的状况一无所知，且亦不以为憾。推敲起来，可能有两个缘故。一是觉得此类事情，琐碎细微，似不涉国家兴亡，民生福祉，既是无关宏旨，就没什么进一步了解的必要。这是说，幼幼之道不必知。再则会有人说，此类琐事，荒渺难稽，即便深究，也无史可查，不会有资料存其实情，于是谓，幼幼之道不可知。不意仔细思量，两个顾虑都难成立。因为育婴之史，说是琐细，其实里面自有乾坤。从精神面而言，一个社会如何对待其新生成员，常是该社会对人生、生死等许多基本态度的最赤裸的表现[54]。"身体是医学作用的对象，也是历史进程得以推进的生命载体。在史学界目光下移，关注到人的生命对于历史书写的重要意义时，引入身体史的概念是自然而然的。

"女性身体史"的开创与推进

"欧风美雨"

新世纪伊始，大量西方身体研究的译著进入中国。2000 年，春风文艺出版社翻译了多部著作，如《身体史话》《身体与社会》《身体与情感》《西方文化中的女性身体》等；2002 年，华龄出版社推出"生理人文系列丛书"，包括《乳房的历史》《男根文化史》《接吻的历史》等；2003 年，百花文艺出版社推出《头发的历史》《疼痛的历史》《哭泣：眼泪的自然史和文化史》《世界文身史》等[55]。

1987 年，江苏人民出版社编辑周文彬与中国社会科学院博士刘东二人，计划出版一套"借鉴海外汉学，促进思想解放和改革开放"的丛书[56]。历经三十年，这套丛书收录的著作已达 185 种，研究涉及中国政治、经济、哲学、历史、文学、社会学、科技史等诸多领域[57]。费侠莉的著作《繁盛之阴：中国医学史中的性（960—1665）》便是其中之一。此外，高彦颐《闺塾师：明末清初江南的才女文化》和《缠足——"金莲崇拜"盛极而衰的演变》也颇受关注。这两部论著是对五四史观的一次改写，"只有当历史学家对'五四'文化遗产进行反思时，社会性别才能成为中国历史的一个有效范畴……通过重视社会性别，我们将会发现明末清初的中国是如此的生机勃勃，而这种社会史研究，会为我们业已熟知的历史分期带来修正和调整[58]"。中国传统女性并非一直扮演受害者，高彦颐将这一论调延续到《缠足》一书[59]。作者选取明清考据文章、笔记、小说、戏曲、民间歌谣、医案、日用类书、法律文书、陪葬织品等多样化材料，"一方面反映了缠足史料的零碎和片断特性，另一方面也显示出缠足作为一种分歧多样的体现经验，其复杂性同样表现在不同的文类或叙事传统[60]"，是融合女性史与身体史的典范之作。"用最简单的话来说，她的研究促使我们将注视的焦点从'男性书写的文本历史'移转到'女性历史的身体书写'[61]。"其他译著，如伊沛霞《内闱：宋代的婚姻和妇女生活》，研究宋代家庭、家族和婚姻[62]。白馥兰《技术与性别：晚期帝制中国的权力经纬》介绍了由宋至清的女性技术，中国女性的科技地位体现在房屋建筑、纺织和生育三个领域，作者将这本书视为"一次恢复一群没有历史的人们的历史的尝试"[63]。罗莎莉在《儒学与女性》中提出"儒学"是解读中国性别体系的首要任务，就仁、阴阳、妇德女教、性别歧视、女权主义的道德酝酿等逐一展开论述[64]。卢苇菁《矢志不渝：明清时期的贞女现象》[65]着重探讨贞女与家庭、社会的关系。

中国社会史的振兴

中国是一个历史悠久、治史有方的国度。正史、典志、方志、稗史、笔记、文集乃至经学中，都不乏对社会生活的记载。从范晔著《后汉书》开始，皇室之外的女性在正史中有了位置，明清之后，女性更成为野史笔记中不可或缺的内容。对于名妓的记述，如梅鼎祚《青泥莲花记》、余澹心《板桥杂记》；女性美容及生活知识专书，如胡文焕《香奁润色》[66]；汇集历代女性生活史料的类书，如王初桐的《奁史》[67]。20 世纪 20—40 年代，社会学兴起，以郭沫若《中国古代社会研究》、杨树达《汉代婚丧礼俗考》、尚秉和《历代社会风俗事物考》、瞿宣颖《中国社会史料丛钞》、王书奴《中国娼妓史》等为代表的一批研究社会生活史的著作相继问世。其中，1928 年由商务印书馆出版的《中国妇女生活史》作为系统论述中国女性历史的开山之作，对女性史的研究产生了不容忽视的影响。作者陈东原受五四新文化运动和西方文化的影响，论断带有明显的反传统倾向。"婚姻""礼教""妇德""贞节""缠足"等议题流露出对传统文化压迫女性的控诉[68]。古代女性身体观的早期研究，可以追溯到江绍原 1926 年发表的《中国人的天癸观的几个方面》一文，分析关于月经污秽观念的来源与表现，指出污秽意味"危险"，因此具有"不吉"和"祛害"的双重力量。犹太教、佛教、回教中都有对月经以及女人的污秽以及禁忌观念，这些宗教起了不同程度的影响作用，但是为何宗教会有月经污秽或女人污秽的观念，缺少理论层面的分析[69]。

受历史因素影响，五十年代后期，人们将社会生活研究视为"庸俗""烦琐"而拒之史学门外。改革开放之后，为了改变史学研究内容狭窄、风格单调的情况，1986 年 10 月，《历史研究》杂志社会同南开大学历史系和天津人民出版社，在天津召开了首届中国社会史研讨会，就社会史的研究对象、范畴，社会史与其他学科的关系，开展社会史研究的意义等议题进行广泛而热烈的讨论，倡导史学研究者转换视角，把目光投向民众生活[70]。1987 年第 1 期的综述《开拓研究领域，促进史学繁荣》，短评《把历史的内容还给历史》先后被《人民日报》和《新华文摘》转载，此后每两年召开一次全国性的社会史研讨会。多年来，社会史研究无论在理论探讨还是实证研究方面都取得了引人注目的成绩。冯尔康在《近年大陆中国社会史的研究趋势——以明清时期的研究为例》一文中，列举了九种专题史研究趋势，分别为：（一）家族史研究；（二）人口史研究；（三）士人研究；（四）商人研究；（五）妇女史、性别史研究；（六）民间社会研究；（七）城市史研究；（八）灾荒史与生态环境史研究；（九）身体史研究。九种趋势并非九个独立的领域，就像"身体史研究"与"妇女史、性别史研究"存在着许多交叉。在"身体史研究"中，特别介绍了余新忠的《清代江南的瘟疫与社会》和《从社会到生命——中国疾病医疗史探索的过去、现实与可能》两篇文章[71]。近几年，大陆比较重要的身体史著作是邱志诚《国家、身体、社会：宋代身体史研究》（科学出版社，2018 年），从科学、政治、法律、教育、性别等角度考查有宋一代身体史，对宋人自然身体和社会身体提供了较为全面、准确的认识。

在台湾"新史学"的热潮中，"女性史"是颇受关注的领域。自 20 世纪 80 年代后女性史蓬勃发展，1990 年以来医疗史的发展又对女性史研究产生冲击，出现不少前所未见的主题，讨论女性在历史进程中扮演的角色以及生命医疗。1992 年，台湾历史语言研究所组织成立"疾病、医疗与文化"研讨小组，研究与医疗相关的历史问题。

1995 年，《新史学》期刊开设"疾病、医疗与文化"专号，集中介绍海峡两岸及国外学者们的研究成果。杜正胜在《作为社会史的医疗史——并介绍"疾病、医疗与文化"研讨小组的成果》的汇报文章中说："作为社会史的医疗研究也会与正统医疗科技史有所不同，从个体到人群，它所侧重的，与其说是'生生之具'的'具'——方法，不如说是这些方法体现的历史、社会现象和文化意义[72]。"成果大致包含在以下五个课题中：一、"对于身体的认识及赋予的文化意义"——包括人体解剖、割股与孝道、人体入药等；二、"医家的族群和学术归类：医与巫、道、儒的关系"；三、"男女夫妇与幼幼老老的家族史"——包括房中术，求子之道、受孕养胎（李贞德《女人的中国医疗史：汉唐之间的健康照顾与性别》一书"由生育文化出发，踏上了一条结合性别与医疗的研究之路"[73]，着重讨论唐以前妇人分娩的医疗习俗，如产前调理、服食易产的方药、乳舍寄产、产室布置、坐草分娩的姿势、产后行为及难产急救等。此外还有张淑女对"妊娠时日禁忌"、李建民对"埋胞图"的研究）；四、"从医学看文化交流问题"；五、"疾病医疗所反映的大众心态"。1997 年，生命医疗史研究室正式成立，研究的主题为"中国历史上的医疗与社会"。

1999 年，《新史学》第四期开设"身体的历史"专号，医疗史中的身体问题更加受到关注。专号的文章有论著：李建民《王莽与王孙庆——记公元一世纪的人体刳剥实验》、李玉珍《佛教譬喻（Avadâna）文学中的男女美色与情欲——追求美丽的宗教意涵》、邱仲麟《人药与血气——"割股"疗亲现象中的医疗观念》；研究讨论：李贞德《从医疗史到身体文化的研究——从"健与美的历史"研讨会谈起》[74]、费侠莉（蒋竹山译）《再现与感知——身体史研究的两种取向》；书评：祝平一《栗山茂久（Shigehisa Kuriyama），The Expressiveness of the Body and the Divergence of Greek and Chinese Medicine 读后》、李尚仁《David Arnold，Colonizing the Body：State Medicine and Epidemic Disease in Nineteenth-Century India》。2002 年，"台湾史研究所"举办了"医疗与文化学术研讨会"，发表论文有林淑蓉《各种疾病、药物于身体疾病》、罗纪琼《文化对医疗的影响——以剖腹产为例》、颜学成《内丹身体的知觉：兼论几个身体研究的取向》等。台湾的一些硕博士论文也有涉及女性身体者，如台湾大学历史研究所许倪菁《明代溺女问题初探》[75]、吴依方《男性想象中的女性性启蒙——以明清艳情文本为例》[76]、徐惠延《明代女性殉死行为之研究》[77]等。

"身体史"的层次与根植领域

随着身体史的研究日渐兴盛，学者们开始尝试对已有研究做出层次上的划分。如侯杰、姜海龙，分为"身体器官史""器官功能史""生命关怀史""身体视角史""综合身体史"五个方面[78]；章立明分为"身体生成史"（集中在身体政治史、身体医疗史、女性身体史、性史）、"身体民俗化"（服饰、文身、禁忌）、"肉身消费化"（广告、媒体）[79]。陆溪梳理20世纪80年代以来，国内对宋代女性身体史的研究后，分成"观念与感知""特殊机能与体验""身体史综合研究"三类[80]。而在更早，约翰·奥尼尔认为在现代社会身体可分为五种，分别是世界性身体、社会性身体、政治性身体、消费性身体和医学性身体[81]。

正如侯杰所说，其所划分的五个层次只是"在以往经验的基础上提出的研究假设与前瞻，真正意义上的身体史研究范畴之确定，则有待于这一领域得到充分发展，取得相当丰硕的研究成果之后"[82]，针对现有研究成果存在琐碎化与空洞化的倾向，他提出将罗伯特·金·默顿的中层理论引入身体史研究的必要性。费侠莉于《再现与感知》中曾提醒：

> 我认为我们应该认识到个别的"身体史"片断必须要根植于特定的文化领域——例如性别史、政治史、劳工史、技术史、艺术史、科学或宗教史，这些变化多端的人类经验的几种可能性。单独研究狭隘意义的"身体"，犯了重蹈最初身体史的计划是要批评学术界将身体孤立看待的覆辙[83]。

英国学者布莱恩·特纳在《身体与社会》一书中也谈道："身体史研究的领域是有限的。其中一个领域是人类学和艺术史，将身体当作隐喻系统来再现和研究；

其次，是从性别、性角度的女性主义身体研究；还有就是为医学社会学提供理论借鉴。对有关身体体现、身体及身体实践问题的兴趣还未渗透到社会科学主流研究的内容中[84]。"

在所有领域中，医学与身体的关系是最持久、最直接的，它与每一个人相关、与自人类诞生以来的每一个历史时期相关。而冯尔康在《中国社会史概论》中言社会史中的"身体史"研究同样离不开古代医学。

> 社会史研究的开展，以及关于它的新概念、新方向、新领域的提出，无不给社会史史料打开新的领域，指出新的探索资料的途径。
>
> （又）如妇女史、性别史研究方向的出现，各种类型的列女传记，如《绘画列女传》；女性的专书，如《奁史》；正史、方志、族谱、文集中的《列女传》《烈女传》《贞女传》《孝女传》《节妇传》；笔记中关于女性的载笔，均会被开辟为社会史的史料。身体史研究的开展，医药类的专书，如《本草纲目》《伤寒论》等，从社会医疗史的角度加以解读，同医家当作专业理论、医学史来读，选摘材料的角度就不一样，特别是辑录民间验方的各种《伤寒论》《千金方》的民间注本，记录医疗实践的经验，更为社会医疗史的宝贵材料[85]。

事实上，历来学者对于疾病及其治疗技术的探讨都不虞匮乏[86]。早期的疾病史研究者，如余云岫、陈邦贤、陈盛昆、范行准等，做了许多史料搜集的工作[87]。近年来，以梁其姿、余新忠为代表的学者在疾疫史研究方面成绩颇多，对明清疫病除作总体性探讨外，以天花、鼠疫、霍乱三种甲类急性传染病和含有一定道德意义的麻风病为主[88]。在女性身体疾病的史料方面，可资借鉴的有吴熙《中医妇科发展史》[89]、马大正《中国妇产科发展史》[90]以及张志斌《古代中医妇产科疾病史》。性学方面，有冯国超《中国古代性学报告》[91]、刘达临《中国性文化史》[92]、余和祥《中国传统性风俗及其文化本质》[93]等。域外探讨古代房中术的论著，有荷兰学者高罗佩的《秘戏图考》与《中国古代房内考》[94]等。

三十年来，国外学者撰写的中国史受到学术界的持续关注和大众读者的青睐。除了《讲谈社·中国的历史》《哈佛中国史》等通史书籍外，医疗史、身体史、性别史的新话题也不断开拓。他们善于解释新史料，叙述方式独特流畅，缺陷则是忽视主流历史文献的引证，论述不完整、不深入等。《哈佛中国史》中文版序言的撰写者葛兆光先生说：

　　毫无疑问，我们生活在当代，免不了后见之明，即站在当代回看历史；也免不了循名责实，用现代概念重新定义"中国"，观看"历史"。可是无论如何，我们都应当有这种意识，也就是当现代概念遭遇历史事实，所有现代概念在历史面前都会显得太简单，而历史一旦被现代概念叙述，它就会模糊或冲突起来 [95]。

任何历史都离不开对具体的人和事的讨论。在一次"历史、史学与性别"笔谈中，面对西方理论的冲击，多位学者谈到了史料的重要性。高世瑜说："对于中国的旧史学，不仅其丰富的史载不能摒弃，其实证主义的治学、论证方法，重史实、重证据、论从史出等观点也是应该借鉴的、继承的 [96]。"定宜庄说："任何史料都是有局限性的，对于像妇女史这样新兴的学科尤其如此，所以在研究中，尽量开拓史料收集的范围是必要的。而以各种不同的史料来互相参照，并对史料进行重新审视与解读，就比在传统史学的研究中更形重要。但如果离开了对历史背景的全面把握，就很容易误入歧途。""当我们用性别分析的视角重新审阅和解读这些传统的有些已经被人们用烂了的文献时，往往会看出很多新的、有趣的内容，甚至会发现一个新的天地。"李伯重说："目前的不少妇女史研究，实际上是力图从某些外来的理念出发去重新构建历史，而未能从史料出发，实事求是地看待中国妇女的过去。""史学所能依据的事实就是史料，因此史学研究只能以史料为依据。"李小江说："如果我们的历史是在人家的框架中被界定的，你这个民族的来龙去脉就值得怀疑。你存在的根基也会因此动摇。""外来话语和批评标准在被你借鉴引用的时候，很可能偷梁换柱地抽空了你原本的历史内涵——而'历史'其实恰恰是最不能被殖民的，无论今后'全球一体化'到何种程度。历史的解释都不能不是本土的，因为它不仅是我们与外界交流的资本，更是我们存在的依据。"

学者们十几年前的讨论在今天仍具有指导意义。"历史学家并不满足于简单地发现过去的事实，他们至少是企求着不仅要说发生了什么事，而且也要表明它是何以发生的"，历史学是"有意义"的记录，包含了历史思维[97]。而杨念群认为"没有出色的理论背景做观照，仅靠量化的史料收集和堆砌是无法指导我们认识复杂的历史真相的[98]"，他因此提出"中层理论"，用以衔接宏大叙事与乾嘉式的史料钩沉风格，避免简单化的政治图解或碎屑的朴学遗风，路径是"先对宏观的基本理论提出质疑，回到微观，对一些材料重新进行选择，然后再反馈到中层，构建我们自身的理论"[99]。就女性身体史的书写而言，史料与理论层面需要做的工作还有很多。"史学研究结论应该是科学的，书写的著作应是艺术的，归纳升华到哲学上应是哲学的[100]。"

聚焦"生育"

拉丁语名词"自然"（Nature）源于动词"生育"（Naître）。还有比呱呱坠地更自然的事吗？确实，自然极了，同时又包含着深刻的人文意蕴，既平凡又充满魔力[101]。

这段话出自《最美的生育史》一书，它由作者与三位法国杰出科学家关于生育的对话组成，他们分别是历史学家雅克·热利，主治不孕不育的产科医生勒内·弗里德曼，同时也是法国第一例"试管婴儿"的父亲，以及生物学家、哲学家亨利·阿朗特。书中第一部分探讨生育如何令史前时代的先祖着迷，以及胚胎和胎儿的象征意义从远古时代到现代演变的历程；第二部分探讨生育变革和医学辅助的发展；第三部分探讨生殖生物学的发展前景及其医学应用[102]。

前面的种种讨论，与其视为女性身体史发展脉络的梳理，不如说它真实反映了笔者从最初接触"身体史"一词到确定本书选题时的探索之路。从生理特性来讲，两性之间最明显的差异是女性的生育能力，它不仅创造了生命本身，还导致了具有女性特点的看待世界的方式。四年之前，我刚刚从院校学习走向临床，清楚记得在妇科病房见到的那位美丽、清瘦的女士，病历本上写着"孕8产0"四个字，简短而残酷地道尽了她半生所求。而在另一所临床医学院，忙于门诊、手术和夜班的妇产科年轻女医生们，第一次妊娠几乎全部流产。在我思索学位论文的选题时，可以说，她们的身影是自然而然浮现的。清代的胎产专书《达生编》云："天地之间无一日无胎产之时，无一家无胎产之事，宜其家喻户晓，如日用饮食之不待讲求[103]。"在分娩高度医疗化的今天，生育仍然弥漫着焦虑的气息。那些求子不得的人，她们的历史是社会医学史中令人悲痛的篇章。

在人类的文明社会中，身体从来就不仅是生物或自然的，它必定被赋予各种文化含义。《旧约·创世纪》曾告诫女人："我必多多加赠你怀胎的苦楚，你生产儿女必多受苦楚。你必恋慕你的丈夫，你的丈夫必管辖你[104]。"《最美的生育史》一书向我们展示了古埃及人检测女性生育能力的神奇办法，他们在夜晚向女人的阴道塞入蒜瓣，他们相信子宫能阻隔气味的流通，因而具有旺盛生殖能力的女人第二天清晨口中不会散发蒜味。希波克拉底也根据气味流通来测试女性生育能力，"这样，男人休掉不孕的妻子就有了所谓的'正当依据'[105]"。身体疾病的解释权不完全由医生所有，而是被赋予了特殊的政治意义与文化意义。社会对病人的态度、社会对健康和疾病的评价也因时因地而异。《圣经·利未记》专门记载了产妇洁净的条例，生女比生男更被视为不洁[106]。

前述李贞德《女人的中国医疗史：汉唐之间的健康照顾与性别》、白馥兰《技术与性别：晚期帝制中国的权力经纬》、费侠莉《繁盛之阴：中国医学史中的性（960—1665）》等论著中，已涉及女性生育的问题，但仅作为研究的议题之一出现。本书从医学、性别、身体三个方向探讨医疗与性别语境下的女性身体，揭示了一个悖论：生育在宇宙论上恶神圣而崇高的，在生活中却常常意味着污秽和禁忌。生育——从求子到有孕、从养胎到分娩，是一个连贯而复杂的生命过程，亦是中国古代女性的重要职责。已婚女子若本身无子，又不容许其夫娶妾生子，则犯了七出之罪中的"无子"和"妒忌"。生育不仅是古代女性保持家庭地位的要求，更关系整个家族的兴衰。女性及其家人、医者、社会、国家的一系列行为构成了中国独特的"生育文化"。儒家强调男女有别，男主外、女主内的分工也造成了空间上的身体隔离。《礼记·内则》曰："女子出门，必拥蔽其面，夜行以烛，无烛则止。"种种因素，使我们很难像倾听今天的女性一样倾听古代女性的声音，尽管我们并不能否认这种声音的存在。

在生育进程中，求子是首要的一步。吴格言在《中国古代求子习俗》中谈道："家族制度奠定社会发展的基础，以生男为目标的繁衍观念，稳定发展了数千年，不把握中国社会民俗文化中求子的核心问题，恐怕对婚丧嫁娶、信仰、祭祀、禁忌巫术等多种民俗文化事象也难以做出透彻了解[107]。"但在医学知识与实际医疗活动层面，本书没有进行讨论，而是以史料选编的形式置于书末附录。作者节选的医学史料主要有《玉房秘诀》、孙思邈《备急千金要方》、陈自明《妇人大全良方》《素女妙论·大伦篇》《紫金光耀大仙修真演义》、万全《广嗣纪要》、张介宾《宜麟策》、岳甫嘉《妙一斋医学正印种子编》等，包含了正统医书与房中书两方面内容。

房中术并不以生育为目的，但许多房中文献在记录阴阳交合之道时保存了大量性生理、性心理的内容，为正统医书所不及。在对性行为本身的描述中，我们注意到《医心方》及其他房中书总是强调使女子每次达到性高潮的重要性[108]。现代生物学的一些观点认为，性交愉悦是对分娩痛苦的一种补偿，生命是在性交的快感中无意诞生的，其本质可能是一种欺骗。

师曰：有一妇人来诊，自道经断，脉之。

设与夫家俱来者，有躯。与父母家俱来者，当言寒多，久不作躯[109]。

上文出自魏太医令王叔和的著作《脉经》。女子如果与夫家人一同就诊，大都已有身孕，而与父母同来，则多是久不孕。王叔和的经验反映出当时女性求子普遍的焦虑与苦闷。孙思邈《备急千金要方》十分重视无子一病的治疗，卷五《少小婴孺方》论曰："夫生民之道，莫不以养小为大，若无于小，卒不成大，故《易》称积小以成大；《诗》有厥初生民；《传》曰声子生隐公。此之一义，即是从微至着，自少及长，人情共见，不待经史。故今斯方先妇人小儿，而后丈夫耆老者，则是崇本之义也[110]。"孙思邈对于原发性不孕与继发性不孕提出了明确的区别[111]，为立身以来全不生产之意；继发性不孕为"断绪"，为曾经生产又中断之意。

女性生育的医疗问题与古代妇产科学的发展密切相关。宋代因国家支持，产科迅速发展，元代在宋制基础上将"产科"增为"产科兼妇人杂病"，明代太医院正式确立了医术十三科的划分，"曰大方脉，曰小方脉，曰妇人……曰按摩，曰祝由"[112]。"妇人科"作为一门独立医科的地位终于得到官方承认，清代则延续了明代的医学分科。明代妇产科理论的认识与发展与宋代有着相似的特色，疾病理论水平显著提高，突出表现在疾病的辨证论治规范上，出现了完整的理法方药体系[113]。在病因病机方面，明代医家更重视女性的体质因素与精神变化，但在封建礼教的束缚下，诊断学发展却举步艰难。如此处境之下，明代的助产手法却较前代有了进一步发展，并增加了胎盘剥离手法及碎胎术[114]。张志斌认为明代医家实践与革新的倾向与相对安定的政治局势与金元争鸣之风的延续有关，"《万氏妇人科》《景岳全书》《保产全书》等书中对古老助产法的批评与对助产手法的改进很能说明这个问题"[115]。胎儿娩出腹中后，女性在生育进程中的身体体验并未终结，她们除要遵从坐月子的传统，还要履行一项重要的职责，即哺乳。这一环节涉及择乳母的问题，熊秉真《幼幼：传统中国的襁褓之道》有择乳母一节，重点在宋元明清家庭中长养婴孺的情形，梁其姿的研究对象是明清育婴堂，讨论堂中乳母的来源与待遇。

从生育的角度思考古代医学，涵盖了十分广阔的议题，例如求子所依靠的房中术、药物、宗教祈祷；养胎过程涉及安胎、转胎、胎教；分娩时的助产、难产救治与产褥禁忌；分娩后的哺乳等。研究范围还可以拓展到参与医疗照护的女性人群（医婆、稳婆、乳母[116]）、阶层特点[117]、国家奖励[118]以及与之相对的避孕、绝育与人工流产等[119]。

无论哪里，只要避孕药不容易得到，只要非婚生育仍然是一种耻辱，秘密堕胎就会始终存在。李伯重《堕胎、避孕与绝育——宋元明清时期江浙地区的节育方法及其运用与传播》一文，探讨的是古代社会对生育的控制，江浙民间药物堕胎的运用到明清时期已十分普遍。同时，还有人尝试制作与女性服用的避孕药方相配合的解除避孕方药，使得女性在希望生育时恢复生育能力，例如赵献可《邯郸遗稿》中的"九龙丹"。这些知识的传播，一方面通过医书、日用书籍，一方面通过"三姑六婆"之流深入到社会的每个角落。郑金生、文树德《谈民间旧抄本医书中的"打胎"》在考查德国柏林所藏中国民间医药881种抄本，分析48种抄本记载的"打胎"行为后发现，在方名、药性、用法及对"打胎"态度上，这些抄本与正统医书有许多差异[120]。王珏《中国传统身体观与当代堕胎难题》，以西方堕胎难题为背景，阐释了中国传统身体观对传统生育制度的影响。女性的身体作为气化相感之一端，积极介入到胎儿的成形与发育之中。"怀孕不只是生物过程，同时也是随着妇女身体变化而积极改变着的社会关系的过程"[121]。

与古代女性生育相关的历史经验，过去的论述往往不多，除了学术理念的原因，也在于这方面的资料比较零散，不易搜寻。我们大致看到这样的情形：房中书以男性视角书写女性的性生理与性心理，求子只占很小的一部分，性学研究者尚不够注意，中医界更是鲜有研究；妇产科医籍着眼于疾病，分门别类地解释月经问题、养胎、分娩问题及生产前后的疾病调护。现代中医院没有形成产科，关于传统的产科知识既不在临床妇科医生的关注范围，也不能引起医史研究者的热忱；哺乳，历来被纳入小儿科，这是以胎儿娩出母体为界，焦点从母亲转移到胎儿。即便是专门探讨母乳喂养的专著，也会以"儿童是人类的希望和未来"开篇[122]。

注 释

[1] [明]沈德符：《万历野获编》，北京：中华书局，1959年，547页。

[2] [明]沈德符：《万历野获编》，1959年，417页。

[3] [清]独逸窝退士：《笑笑录》，长沙：岳麓书社，1985年，109页。

[4] [明]沈德符：《万历野获编》，1959年，120–121页。

[5] [清]张廷玉等：《明史》，北京：中华书局，2000年，3841页。

[6] [清]张廷玉等：《明史》，2000年，3841页。

[7] [清]张廷玉等：《明史》，2000年，3842页。

[8] [明]李清：《中国禁毁小说百部：梼杌闲评》，北京：中国戏剧出版社，2000年，304页。

[9] 郑金生：《药林外史》，桂林：广西师范大学出版社，2007年，139页。

[10] [明]沈德符：《万历野获编》，1959年，792页。

[11] [明]沈德符：《万历野获编》，1959年，803–804页。

[12] 廉永清主编：《世界奇案未解之谜》，北京：中国画报出版社，2009年，235页。

[13] [明]张三锡：《法治汇》，王肯堂校正，郑玲、李成龙、王小岗校注，北京：中医古籍出版社，2012年，103–104页。

[14] [明]孙一奎：《赤水玄珠》，北京：中国医药科技出版社，2011年，230页。

[15] [明]孙一奎：《赤水玄珠》，2011年，231页。

[16] [明]孙一奎：《赤水玄珠》，2011年，232页。

[17] [明]卢之颐：《本草乘雅半偈》，北京：中国医药科技出版社，2014年，193页。

[18] [明]张三锡：《法治汇》，2012年，103–104页。

[19] [明]张介宾；《景岳全书》，2006年，1266页。

[20] [明]缪希雍：《神农本草经疏》，北京：中国中医药出版社，1997年，225页。

[21]　[明]卢之颐:《本草乘雅半偈》,2014年,192-193页。

[22]　[明]李时珍:《本草纲目》,2013年,1548页。

[23]　[明]吴昆:《医方考》,李飞校注,南京:江苏科学技术出版社,
　　　　1985年,172页。

[24]　[明]吴承恩:《西游记》,南京:南京大学出版社,2014年,9页。

[25]　[清]陆以湉:《冷庐医话》,张向群校注,北京:中国中医药出版
　　　　社,1996年,194-195页。

[26]　[清]沈之奇:《大清律辑注 第2卷》,北京:法律出版社,2000年,
　　　　672页。

[27]　[清]沈之奇:《大清律辑注 第2卷》,2000年,674页。

[28]　[清]纪昀:《阅微草堂笔记》,杭州:浙江古籍出版社,2015年,
　　　　354页。

[29]　[清]毛对山:《对山医话》,张宇鹏注,北京:人民军医出版社,
　　　　2012年,58页。

[30]　甄雪燕:《明末"以人补人"用药风气兴衰的研究》,《中华医史杂志》
　　　　2004年第1期,14页。

[31]　据衣若兰统计,《列女传》以身亡为结局者共216人,约占77.42%。
　　　　见衣若兰《史学与性别——〈明史·列女传〉与明代女性史之建构》,
　　　　2011年,第97页。

[32]　"割股"的四名男性分别为沈德四、徐佛保、夏子孝、孔今。对于
　　　　徐,传称"永乐间,江阴卫卒徐佛保等复以割股被旌",则实际"割
　　　　股"者不止四人。

[33]　前11种在禽兽部卷第五,后2种在解纷(二)卷九。

[34]　[宋]钱易《南部新书·辛集》:"陈藏器《本草拾遗》云'人肉治
　　　　羸疾'。"尚志钧据《证类本草》《大观本草》改为"瘵疾",归属骨
　　　　蒸病、结核病之类。于赓哲认为,古代特定时期平民难以获得牲畜
　　　　之肉,不得已割股替代,为患结核病的亲人补充营养。

[35]　对书中此类药物的研究,可参考张英:《中古"另类药物"的文
　　　　化解读——以〈本草拾遗〉为中心》,陕西师范大学学位论文,

2013 年。

[36] 详见金宝祥：《和印度佛教寓言有关的两件唐代风俗》，《西北师大学报》（社会科学版）1958 年第 1 期，第 34–40 页。他的结论是"割股疗亲"从"舍身供养"转变而来，是佛教与儒学的融合。于赓哲注意到印度名医耆婆的主张，即"天下物类，皆是灵药"，这句话被孙思邈在《千金翼方》中引用，陈藏器收录"人肉"也可能是在这种思想引导下进行的。见于赓哲《割股奉亲缘起的社会背景考查——以唐代为中心》。

[37] 唐宋之际有于"割股"的讨论很多，柳宗元是"割股"的拥护者，曾作《寿州安丰县孝门铭》，有"泣侍羸疾，默祷隐冥。引刀自向，残肌败形。羞膳奉进，忧劳孝诚"等赞语（见《柳宗元全集》卷二十，上海古籍出版社，1997 年，171 页）。而韩愈则是坚决的反对者。当时鄂县有人"自剔股以奉母"，受到朝廷旌表。韩愈听闻愤怒不已，作《鄠人对》。他认为毁身有罪，不当旌表："是不幸因而致死，则毁伤灭绝之罪有归矣。其为不孝，得无甚乎……然或陷于危难，能固其忠孝，而不苟生之逆乱，以是而死者，乃旌表门闾，爵禄其子孙，斯为劝已；矧非是而希免输者乎？曾不以毁伤为罪，灭绝为忧，不腰于市，而已黜于政；况复旌其门"（见《韩愈集》，哈尔滨：黑龙江人民出版社，2009 年，第 337 页）？朱熹不赞同"割股"，但并没有激烈的反对，"孝是明德，然亦自有当然之则。不及则固不是，若是过其则，必有割股之事。须是要到当然之则田地而不迁，此方是止于至善。"（见《朱子语类》卷第十四，长沙：岳麓书社，1997 年，大学一，经上，第 242 页。）

[38] 明代有一些身体观颇为奇特。江元祚《全孝心法》云："人在气中，如鱼在水中，父母口鼻通天地之气，子居母腹，母呼亦呼，母吸亦吸，一气流通，已无间隔，何况那本灵本觉的，乘气出入，又有什么界限处？可见此身不但是父母遗体，也是天地的遗体。"又说："此身既为太虚天地的遗体，难道不是君父、继父、继母的遗体？"（《全孝心法》，收于《孝经大全》，济南：山东友谊出版社，1990 年，

第 111–112 页 ），李渔：“所谓药者，非《本草》必载之药，乃随心所喜，信手拈来之药也……刲股救亲，未必能活；割仇家之肉以食亲，痼疾未有不起者。仇家之肉，岂有异味可尝，而怪色奇形之可辨乎？暂欺以方，亦未尝不可。此则充类至义之尽也。愈疾之法，岂必尽然，得其意而已矣。”[明] 李渔：《闲情偶寄》，上海：国学研究社，1936 年，第 233 页。

[39] 传奇情节：西晋李密，幼孤，由祖母抚养成立。尝从谯周问学，深明忠孝大义，与妻陈三娘奉侍祖母至孝，典衣买药，割股作羹，为祖母疗疾。里正以密孝行，举孝廉，征召为官。密辞不赴命，上表陈情。武帝命州县存恤，命未下而祖母死，遗嘱密以效明主。密庐墓山中，诏征，出为太子洗马。

[40] “呜呼，为人子及妇者，以亲疾濒危，出乎血性，毁身拯救，冀可挽回，不幸致死，世人犹谅其心。独是医生促人行此，乃与《本草》禁以人骸骨为药者异矣，而独以医名耶？见《民国青县志》，卷八上文献志·人物篇·孝友·清，第 571–572 页。转引自邱仲麟。

[41] 本书中文版于 2017 年出版，英文版于 1988 年由荷兰莱顿：博睿学术出版社出版，T'ien Ju-k'ang, *Male Anxiety and Female Chastity: A Comarative Study of Chinese Ethical Values in Ming-Ch'ing Times.* Leiden：Brill，1988. 推算老人割臂约在清同治年间（1862—1874 年）。

[42] 《古今图书集成·闺媛典》第三十四卷闺孝部明二，1991 年，355 页下。记明代福建仙游解元戴震雷正妻病危，女儿与妾室共同割股疗救。

[43] [德] 弗里德里希·尼采：《权力意志 – 重估一切价值的尝试》，张念东、凌素心译，北京：中央编译出版社，1991 年，45 页。相同的论调还有“我完完全全是身体，此外无有，灵魂不过是身体上某物的称呼”。参见 [德] 尼采：《苏鲁支语录》，徐梵澄译，北京：商务印书馆，1997 年，27 页。

[44] [法] 莫里斯·梅洛·庞蒂：《知觉现象学》，姜志辉译，北京：商

务印书馆，2001 年，302 页。

[45] 徐前进：《法国身体史研究的起源与方法》，《史学理论研究》2018
年第 3 期，102 页。

[46] 1984 年，福柯死于艾滋病。在生命的最后，最深刻的身体经验已
无法付诸语言。而在《乌托邦的身体》中，福柯曾将活着的身体想
象成透明的、没有重量的光，死后的身体则不再是光，不再没有重
量，而是"幻想的，被人玩味的结构"。参见米歇尔·福柯：《乌
托邦身体》，尉光吉译，《福柯文选 I》，北京大学出版社，2016 年，
192 页。

[47] 章立明：《个人、社会与转变 社会文化人类学视野》，北京：知识产
权出版社，2016 年，25 页。本书第一章第一节，介绍了从柏拉图
到福柯的理论轨迹，身体由隐匿走向凸显的过程，以及身体研究的
当代意义。关于身体史在西方学术界的产生和发展，参见林思佳硕
士论文《西方多维度身体观的流变与身体史的反思》，东北师范大
学，2018 年 5 月。福柯的身体理论，参见李震：《福柯谱系学视野
中的身体问题》，《求是学刊》2005 年第 2 期。

[48] [美] 费侠莉：《再现与感知——身体史研究的两种取向》，《新史学》
1999 年第 4 期，130 页。

[49] 余新忠：《中国疾病、医疗史探索的过去、现实与可能》第二部分
"身体有历史吗？——疾病医疗史研究的新取向"，《新史学》2003
年第 4 期，收入《〈历史研究〉五十年论文选》，北京：社会科学文
献出版社，2005 年，228–240 页。

[50] Charlotte Furth，A Flourishing Yin：Gender in China's Medical
History，960–1665.Berkeley and Los Angeles，California：University
of California Press，1999.《繁盛之阴：中国医学史中的性（960—
1665)》，是中文版书名（南京：江苏人民出版社，2006 年)。本书
最初介绍到国内时，译为《蕃息之阴：中国医学史中的性别》。见
余新忠：《中国疾病、医疗史探索的过去、现实与可能》，《历史研
究》，2003 年，第 4 期。"gender"译为"性别"更合适。作者从"妇

女以血为主"入手，探讨古代医家对女性身体的理论建构。但有些地方背离了传统的中国语境，如第一章"黄帝的身体""阴阳同体"等概念内含模糊。评论文章，如廖育群：《不卑不亢读"洋书"，平心静气论得失——有关〈繁盛之阴〉及所见评论的综合讨论》，《中国科技史杂志》2010 年第 2 期，215–223 页。

[51] Shigehisa Kuriyama, The Expressiveness of the Body and the Divergence of Greek and Chinese Medicine, New York: Zone Books, 1999. 中译本 [日] 栗山茂久：《身体的语言——古希腊医学和中医之比较》，陈信宏、张轩辞译，上海：上海书店出版社，2009 年。栗山茂久探索的是，为何中西方医生会以不同的方式描述人体。

[52] 冯尔康：《中国社会史概论》，北京：高等教育出版社，2004 年，23 页。

[53] [法] 勒高夫：《新历史》，台北《食货》复刊，1983 年第 13 卷第 1、2 期，93 页。

[54] 熊秉真：《幼幼：传统中国的襁褓之道》，1995 年，1–2 页。

[55] 苏全有，王海波：《对近代中国身体史研究的回顾与反思》，《洛阳理工学院学报（社会科学版）》2011 年第 5 期，71–77 页。

[56] 编者刘东在总序中说："中国曾经遗忘过世界，但世界却并未因此而遗忘中国。令人嗟讶的是，20 世纪 60 年代以后，就在中国越来越闭锁的同时，世界各国的中国研究却得到了越来越富于成果的发展。而到了中国门户重开的今天，这种发展就把国内学界逼到了如此的窘境：我们不仅必须放眼海外去认识世界，还必须放眼海外来重新认识中国；不仅必须向国内读者递译海外的西学，还必须向他们系统地介绍海外的中学。" [美] 高彦颐：《缠足——"金莲崇拜"盛极而衰的演变》，苗延威译，南京：江苏人民出版社，2009 年，3 页。

[57] 统计截至 2018 年 10 月。来源于"新京报书评周刊"微信公众号文章：萧轶《"海外中国研究丛书"：30 年来，学术界少有人不受它影响》（2018 年 10 月 27 日），链接：https://mp.weixin.qq.com/

s/060fPd0KBkzHRxH6rrdicQ

[58]　[美] 高彦颐：《闺塾师 明末清初江南的才女文化》，李志生译，南
京：江苏人民出版社，2005 年，1 页。

[59]　"我们所熟悉的反缠足论述，并非唯一的历史叙事，因为在这套巨
型历史的边缘，甚至外面，仍有众多不识字的缠足妇女，以身体诉
说着自我的历史。她们的声音不是那些被叙述出来的声音，而是发
自体内的低喃，是一种我们不熟悉的身体语言，既不形诸文字，音
调、音频也杂乱无章。"[美] 高彦颐 .：《缠足——"金莲崇拜"盛
极而衰的演变》，2009 年，4 页。

[60]　[美] 高彦颐：《缠足——"金莲崇拜"盛极而衰的演变》，2009 年，
14 页。

[61]　[美] 高彦颐：《缠足——"金莲崇拜"盛极而衰的演变》，2009 年，
3 页。

[62]　[美] 伊沛霞（Patricia Ebrey）：《内闱：宋代的婚姻和妇女生活》，
胡志宏译，南京：江苏人民出版社，2004 年。对于宋朝的历史地
位，严复先生曾说："古人好读前四史，亦以其文字耳。若研究人
心、政俗之变，则赵宋一代历史最宜究心。中国所以成为今日现象
者，为善为恶姑不具论，而为宋人之所造就，什八九可断言也。(见
严复《严复集》，北京：中华书局，1986 年，668 页)"缠足在宋代
开始流行，理学也在此时开始强调贞节。作为女性地位的转型期，
一方面昭示了与唐迥然有别的社会风气，一方面又对元明乃至当代
产女性的塑造发挥着作用。

[63]　"首先，科技史家将非西方社会视做没有历史，是历史的缺席。第
二，在大部分科技史中找不到妇女……今天关于传统中国性别角色
的惯常表述将妇女主要刻画成一个生殖工具、被动的消费者和家长
制意识形态的牺牲品。她们作为日用品以及知识和观念形态的生产
者的角色则被边缘化甚至被忽略。"[美] 白馥兰（Francesa Bray ）：《技
术与性别 晚期帝制中国的权力经纬》fabrics of power in late imperial
China，江湄，邓京力译，南京：江苏人民出版社，2006 年，6 页。

本书第三部分探讨母亲身份的意义：生育科技及其功用。作者对医学史、性别史进行观照，探索身体、医者、医案的功能属性，生育与流产的矛盾关系以及在生育行为背后体现的等级制度，目的在于恢复妇女在科技史中应有的地位。

[64] 作者说"明末清初的政治动乱，妻子的忠贞类似于男子的政治忠诚，贞洁或忠诚等美德逐渐成为王朝《列女传》和妇德女教类文本中最具典型性的女性美德。尽管越来越强调女性的忠诚和坚贞，但女性文学却在明末清初达到了空前的高潮。"［美］罗莎莉：《儒学与女性》，丁佳伟、曹秀娟译，南京：江苏人民出版社，2015 年，8 页。但实际上，女性虽然拥有书写者和阅读者的双重身份，所谓的"女性文学"，指的仍然是那些对女性身体进行规训的妇德女教类书籍，并非真正的文学作品。

[65] ［美］卢苇菁：《矢志不渝 明清时期的贞女现象》，南京：江苏人民出版社，2012 年。

[66] 全书分头发部、面部、瘢痣部、唇齿部、乳部、身体部、手足部、阴部、经血部、怪异部、洗练部、藏贮部共十二部，以美发、美容方子为主，同时兼及妇科病的自治，也包括洗涤各种衣物等料理生活所需的常识，是对 17 世纪以前女性美容及生活知识进行小结的方书。

[67] 全书 100 卷，补遗 1 卷，分三十六门（类）、一百四十余子目，涉及古代妇女生养死葬、婚嫁匹配、官眷命妇等诸多内容。与身体相关的有：肢体门：体、头面属、四肢、肌骨心魂类、汗泪类；容貌门：容色、态度、举止、肖形。本书在域外译为《中国历代女人通史》，但因史料庞杂零散，偶有讹误，未能引起现代女性学者的重视。

[68] 绪论中指出，"我们有史以来的女性，只是被摧残的女性，我们妇女生活的历史，只是一部被摧残的女性底历史"。他写此书的目的即是"指出来男尊女卑的观念是怎样的施演，女性之摧残是怎样的增甚，还压在现在女性之脊背上的是怎样的历史遇蜕"。陈东原：《中

国妇女生活史》，北京：商务印书馆，2015 年，17 页。

[69] 国外结构主义兴起后，人类学对"污秽"的研究积累了一些理论分析的成果。道格拉斯 1966 年出版的《洁净与危险》，对污秽行为的考查具有开创意义，她认为清洁与分离、分类相联，污秽即"无序"，本质上讲是混乱的无序状态。芮马丁 1975 年发表的《中国妇女的污染力量》对中国女性的分娩"污秽"的分析是对道格拉斯观点的继承，"不洁"是威胁到了秩序或者家庭或人的身体的无序的结果。Emily M. Ahern，"The Power and Pollution of Chinese Women"，in Women in Chinese Society，Ed，by Margery Wolf & Roxane Witke，Stanford：Stanford University Press 1975，pp. 193–214.

[70] 田居俭为《〈历史研究〉五十年论文选》撰写的序言。北京：社会科学文献出版社，2005 年，2 页。

[71] 对于晚清以来的身体研究，学者的目光更倾向于身体的政治内含与文化隐喻。如"剃发 / 剪辫史"和"缠足 / 放足史"等身体革命。参见姚霏：《近代中国女子剪发运动初探（1903—1927）——以"身体"为视角的分析》、朱菊香：《革命与性：中国现代文学中女性身体悲剧》、白仁杰：《头发的隐喻——中国人头发象征意义研究综述》、刘宗灵《身体史与近代中国研究——兼评黄金麟的身体史著作》。对于黄金麟《历史、身体、国家：近代中国的身体形成（1895—1937）》一书，刘宗灵评价："与海内外学界的中国身体史研究多是包含在医疗社会史的学术脉络中不同，台湾学者黄金麟致力于探讨近代身体与政治、社会的关系，以及身体在历史语境中的当下处境，梳理了身体社会史和身体政治史的研究新范式。"本书着重论述古代，近代身体研究介绍从略。

[72] 杜正胜：《作为社会史的医疗史——并介绍"疾病、医疗与文化"研讨小组的成果》，《新史学》1995 年第 1 期，114 页。

[73] 李贞德：《女人的中国医疗史：汉唐之间的健康照顾与性别》，2008 年，2 页。

[74] "健与美的历史"学术研讨会于 1999 年 6 月召开，参会者除历史学

之外，还有艺术史、人类学和社会学的学者。正如李贞德说："医疗史不论是作为一种社会史来探讨，或是作为了解身体文化的一环，科际整合的研究都不可或缺。"会议的文章主要有祝平一《女体与广告：台湾塑身美容广告史中的科学主义与女性美》，林淑荣《性别、身体与欲望：从瘦身美容谈当代台湾女性形象的转换》，陈端荣《瘦身美容与社会网络：以台湾妇女自服美容或减肥产品为例》，铃木则子《江户时期日本镜子与美人》，杨兴梅、罗志田《近代中国人对小脚美的否定》，李玉珍《美丽的欲望：佛教文学中的男女美色》，蒋竹山《女体与战争——以明清厌炮之术"阴门阵"为例的探讨》，吴一立《传统中国医学思想中的鬼胎》。性别角度。铃木晃仁《十八至十九世纪初期英国的男性美与肺结核》，成令方、傅大为《初论台湾泌尿科的"男性身体观"》。

[75] 许倪菁硕士论文：《明代溺女问题初探》，桃园：台湾大学，2011 年 1 月。

[76] 吴依方硕士论文：《男性想象中的女性性启蒙——以明清艳情文本为例》，桃园：台湾大学，2012 年 6 月。

[77] 徐惠延硕士论文：《明代女性殉死行为之研究》，桃园：台湾大学，2009 年 6 月。

[78] 侯杰，姜海龙：《身体史研究刍议》，文史哲 2005 年第 2 期，5-10 页。

[79] 章立明：《身体研究及其人类学转向》，广西民族研究 2008 年第 2 期，46-55 页．

[80] 陆溪：《宋代女性身体史的国内研究回顾》，妇女研究论丛，2011 年第 4 期，92-97 页。

[81] [美] 约翰·奥尼尔著，张旭春译：《身体形态：现代社会的五种身体》，沈阳：春风文艺出版社，2000 年，58 页。

[82] 侯杰，姜海龙：《身体史研究刍议》，2004 年，10 页。

[83] 费侠莉：《再现与感知——身体史研究的两种取向》，1999 年，14 页。

[84] ［英］布莱恩·特纳：《身体与社会》，马海良等译，沈阳：春风文艺出版社，2000 年，47 页。

[85] 冯尔康：《中国社会史概论》，2004 年，135 页。

[86] 靳士英：《疾病史研究 60 年》，《中华医史杂志》1996 年第 3 期。

[87] 余云岫《古代疾病名候疏义》（学苑出版社，2012 年），陈邦贤《中国医学史》，范行准《中国病史新义》（中国中医古籍出版社，1989 年），陈盛昆《中国疾病史》（自然科学文化事业公司，1984 年）范行准《中国医学史略》（中国中医古籍出版社，1986 年），张志斌《古代疫病流行的诸种初探》（《中华医史杂志》1990 年第 1 期），参见余新忠《20 世纪以来明清疾疫史研究述评》，《中国研究动态》2002 年第 10 期，15–23 页。

[88] 余新忠：《20 世纪以来明清疾疫史研究述评》，2002 年，19 页。

[89] 撰于 1980 年，1984 年定稿，是作者在"全国第二届医史学术会议"上呈现的学术成果。全书按朝代分期，介绍中国各个时代妇科发展的特点和妇科学家的生平著作等。本书附录《中医妇产科各个时代主要成就》《中医妇科主要著作简表》《中医妇科之最》。该书问世后似乎影响不大。

[90] 马大正：《中国妇产科发展史》，1991 年。每章先简要介绍各时代妇产科发展的历史背景，次列妇产科论著，再论妇产科的特色、成就和不足，最后补充有关妇产科学的史志及其他文献资料。

[91] 资料丰富，取材广泛，除探讨性生理、心理、病理及房中术外，对春药、春宫画、艳情小说及同性恋、双性恋者亦有涉及。冯国超：《中国古代性学报告》，北京：华夏出版社，2013 年。

[92] 重在阐述性在人类历史发展中的作用、文化内涵。刘达临：《中国性文化史》，武汉：武汉大学出版社，2015 年。

[93] 论述了性崇拜、性禁忌、性纵欲、性变态与性文化。余和祥：《中国传统性风俗及其文化本质》，北京：商务印书馆，2014 年。

[94] 译者李零评价："高氏对中国性文化的研究，从深度和广度上讲都是开创性的。此书（《房内考》）从上古讲到明清，跨度很大，但作

为支撑的东西，主要是三大块：房中书、内丹术和色情小说，其他大多是点缀。这三个方面，过去是三不管。第一个方面归医学史管，医学史不管，第二个方面归宗教史管，宗教史不管。第三个方面归小说史管，小说史也不管。专业人士没人搭理，非专业人士又不得其门而入。你只有理解这种困境，才能理解他的贡献有多大。"[荷] 高罗佩（R.H.van Gulik）：《秘戏图考——附论汉代至清代的中国性生活》，1992 年。[荷] 高罗佩：《中国古代房内考——中国古代的性与社会》，北京：商务印书馆，2007 年。

[95]　葛兆光：《名实之间——有关"汉化"、"殖民"与"帝国"的争论》，《复旦学报（社会科学版）》2016 年第 6 期，11 页。

[96]　高世瑜：《关于妇女史研究的几点思考》，《历史研究》2002 年第 6 期，144–147 页。收入《〈历史研究〉五十年论文选》，182–188 页。当期《历史研究》设《历史、史学与性别（笔谈）》专栏，本篇为第二篇。本段所引均为"笔谈"文章。定宜庄：《妇女史与社会性别史研究的史料问题》；李伯重：《问题与希望：有感于中国妇女史研究现状》；李小江：《两种资源双重困境》。

[97]　[英] W.H. 沃尔什：《历史哲学导论》，何兆武、张文杰译，北京大学出版社，2008 年，9 页。

[98]　杨念群：《昨日之我与今日之我——关于学术历程的对话语反思（代序）》，载《昨日之我与今日之我——当代史学的反思与阐释》，北京师范大学出版社，2013 年，序言第 2 页。

[99]　杨念群：《中层理论与新社会史观的兴起》，2013 年，161 页。

[100]　刘节：《论历史》，南京：正中书局，1984 年，65 页。

[101]　[法] 勒内·弗里德曼，[法] 雅克·热利，[法] 亨利·阿特朗，[法] 卡里娜·卢·马提侬著：《最美的生育史》，彭玉娇译，上海书店出版社，2016 年，前言，1 页。

[102]　[法] 勒内·弗里德曼，[法] 雅克·热利，[法] 亨利·阿特朗，[法] 卡里娜·卢·马提侬著：《最美的生育史》，2016 年，前言 4–9 页。

[103] 《中医古籍珍本集成》妇科卷《增广大生要旨、达生编》跋，长沙：湖南科学技术出版社，2014 年，447 页。

[104] 《旧约·创世纪》3 章 16 节。

[105] [法] 勒内·弗里德曼，[法] 雅克·热利，[法] 亨利·阿特朗，[法] 卡里娜·卢·马提侬著：《最美的生育史》，2016 年，6 页。

[106] "若有妇人怀孕生男孩，她就不洁净七天，像在月经污秽的日子不洁净一样……她若生女孩，就不洁净两个七天，像污秽的时候一样，要在产血不洁之中，家居六十六天。"《圣经》，中国基督教三自爱国运动委员会，中国基督教协会，2006 年，103–104 页。

[107] 吴格言：《中国古代求子习俗》，石家庄：花山文艺出版社，1995 年。

[108] 详见本书第一章《房中求子》

[109] [晋] 王叔和：《脉经》，2009 年，471–472 页。

[110] [唐] 孙思邈：《备急千金要方》卷 5，1998 年，85 页。

[111] "朴消荡胞汤治妇人立身以来全不产，及断绪久不产三十年者方。"将原发性不孕称为"全不产"

[112] 《明史》第 6 册卷 74，载《职官志三》，北京：中华书局，1974 年，1812 页。

[113] 张志斌：《古代中医妇产科疾病史》，2000 年，232 页。"本着历史研究的求真原则，将各时期妇产科疾病史的发展放到其自身本来的历史环境中去，尽可能真实的显示它的原始面貌与动态发展过程。"

[114] 张志斌：《古代中医妇产科疾病史》，2000 年，320 页。

[115] 张志斌：《古代中医妇产科疾病史》，2000 年，323–324 页。《中华医史杂志》1999 年第 2 卷，79–81 页，刊有张志斌《明代助产手法的进步及其评价》一文，明代记有各种助产手法的医书不下 10 种，关于胎位不正、胎衣不下、胎死不下均有明确的记载，作者认为这是明代产科学中很值得重视的一部分。

[116] 稳婆的讨论见第三章、乳母见第四章。目前学界之所以会关注产

婆这样一个群体，比古代"三姑六婆"等其他职业的女性群体要多，主要也是因为医学史在世界范围内的蓬勃发展，在医学史领域，她才唤起人们更多的记忆。围绕女性的身体健康与生育问题，稳婆这类群体也进入研究者的视野。

[117] 陈宝良利用《明会典》《宛署杂记》《喻世明言》等史料，对明代宫廷及民间的生育禁忌、生育习俗、祷子习俗的研究。陈宝良：《明代妇女的生育之职及其相关习俗》，《社会科学辑刊》2008 年第 6 期，140–144 页。陈豆豆着眼于明代宫廷中，为有孕宫人设置的月子房，从设置原因、配备人员、益处与局限等方面还原明代宫廷生育文化。一方面揭示了明朝后宫卫生管理制度的建立和运行情况，也有助于加深对中国传统生育文化的认识。陈豆豆：《明代宫廷月子房探析》，《文史杂志》2017 年第 4 期，57–60 页。另外，彭勇、潘越所著《明代宫廷女性史》，为了解明代后妃、公主、女官的日常生活、婚姻丧葬和饮食医药提供了途径。北京：故宫出版社，2015 年。

[118] 历代官方史书中多次记载一产多子，宋以后制订出持续的奖励政策，明朝洪武以降逐渐制度化。

[119] 近代的研究，参见崔军锋、曹海燕：《西医东渐视角下的近代中医妇产科与妇女医疗问题》，《中医药文化》2019 年第 3 期，27–39 页。

[120] 郑金生，文树德：《谈民间旧抄本医书中的"打胎"》，《中国社会史评论》2013 年第 14 期，41–50 页。

[121] 王珏：《中国传统身体观与当代堕胎难题》，《中外医学哲学》2007 年第 2 期，60 页。

[122] 沈秀明，蔡连香：《中医论母乳喂养》，北京：人民卫生出版社，1988 年，序言。

参考文献

一、古代史料

1. 医籍

[1] 郭霭春. 黄帝内经素问校注 [M]. 北京：人民卫生出版社，2013.

[2] 黄帝内经素问 [M]. 嘉靖二十九年（1550）顾从德影宋刻本. 北京：人民卫生出版社，2013.

[3] 凌耀星. 难经校注 [M]. 北京：人民卫生出版社，1991.

[4] 郭霭春，郭洪图. 八十一难经集解 [M]. 天津：天津科学技术出版社，1984.

[5] 何任. 金匮要略校注 [M]. 北京：人民卫生出版社，2013.

[6] 针灸甲乙经校释 [M]. 山东中医学院，校释.2 版. 北京：人民卫生出版社，2009.

[7] 陈延之. 小品方辑校 [M]. 高文柱，辑校. 天津：天津科技出版社，1983.

[8] 脉经校释 [M]. 福州市人民医院，校释.2 版. 北京：人民卫生出版社，2009.

[9] 褚澄. 褚氏遗书 [M]. 许敬生，马鸿祥，校注. 郑州：河南科学技术出

版社，2014.

[10] 丁光迪.诸病源候论校注 [M].北京：人民卫生出版社，2013.

[11] 昝殷.经效产宝 [M].影印版.北京：人民卫生出版社，1955.

[12] 备急千金要方校释 [M].李景荣等，校释.北京：人民卫生出版社，
1997.

[13] 孙思邈.千金翼方 [M].影印版.北京：人民卫生出版社，1955.

[14] 王焘.外台秘要方 [M].高文铸，校注.北京：华夏出版社，1993.

[15] 陈自明.妇人大全良方 [M].田代华，宋咏梅，何勇，点校.天津：
天津科学技术出版社，2003.

[16] 朱端章.卫生家宝产科备要 [M].北京：中华书局，1985.

[17] 陈素庵.陈素庵妇科补解 [M].陈文昭，补解，杜慧芳，张晋峰，李
萌，等，补注.北京：人民军医出版社，2012.

[18] 齐仲甫.女科百问 [M].上海：上海古籍书店，1983.

[19] 刘昉.幼幼新书 [M].幼幼新书点校组，点校.北京：人民卫生出版
社，1987.

[20] 小儿卫生总微论方 [M].上海：上海卫生出版社，1958.

[21] 杨士瀛.仁斋直指方论 [M]// 林慧光.杨士瀛医学全书.北京：中国
中医药出版社，2006.

[22] 赵佶.圣济总录 [M].北京：人民卫生出版社，1962.

[23] 何大任.医案医话医论01：太医局诸科程文格 [M].邢玉瑞，孙玉来，
校注.北京：中国中医药出版社，2015.

[24] 施发.察病指南 [M]// 施发.察病指南、丹溪脉诀指掌、三指禅合
集.中医珍本文库影印点校 (珍藏版).太原：山西科学技术出版社，
2010.

[25] 张从正.儒门事亲 [M].北京：中国医药科技出版社，2011.

[26] 滑寿.诊家枢要 [M]// 李玉清，齐冬梅.滑寿医学全书.太原：山西
科学技术出版社，2013.

[27] 薛己.女科撮要 [M]// 薛氏医案.张慧芳，伊广谦，校注.北京：中
国中医药出版社，1997.

[28] 陈自明.校注妇人大全良方 [M].薛己,校注.上海:科技卫生出版社,1958.

[29] 王化贞.产鉴新解 [M].张磊,庞春生,冯明清,等,注释.郑州:河南科技出版社,2013.

[30] 万全 (密斋).万氏家藏育婴秘诀 [M].罗田县万密斋医院,校注.武汉:湖北科学技术出版社,1986.

[31] 万全 (密斋).万氏家传广嗣纪要 [M].罗田县万密斋医院,校注.武汉:湖北科学技术出版社,1986.

[32] 万全 (密斋).万氏妇人科 [M].罗田县卫生局,校注.武汉:湖北人民出版社,1983.

[33] 武之望.济阴纲目 [M].肖诗鹰,吴萍,点校.沈阳:辽宁科学技术出版社,1997.

[34] 岳甫嘉.妙一斋医学正印种子编 [M].北京:中医古籍出版社,1986.

[35] 宋书功.摄生总要与双修要集 [M].海南:海南国际新闻出版中心,1995.

[36] 陈文治.女科 04:广嗣全诀 [M].陈丽斌,校注.北京:中国中医药出版社,2015.

[37] 万全 (密斋).幼科发挥 [M].北京:人民卫生出版社,1959.

[38] 傅沛藩,姚昌绶,王晓萍.万密斋医学全书 [M].北京:中国中医药出版社,2015.

[39] 薛铠,薛己.儿科 12:保婴撮要 [M].李奕祺,校注.北京:中国中医药出版社,2016.

[40] 鲁伯嗣.婴童百问 [M].北京:人民卫生出版社,1961.

[41] 王銮.幼科类萃 [M].北京:中医古籍出版社,1984.

[42] 王大纶.婴童类萃 [M].北京:人民卫生出版社,1983.

[43] 肖京.轩岐救正论 [M].北京:中医古籍出版社,1983.

[44] 陈实功.外科正宗 [M].吴少祯,许建平,点校.北京:中国中医药出版社,2002.

[45] 徐春甫.古今医统大全 [M].崔仲平,王耀廷,主校.北京:人民卫

生出版社，1991.

[46] 孙志宏. 简明医彀 [M]. 余瀛鳌等，点校. 北京：人民卫生出版社，
1984.

[47] 朱橚. 普济方 [M]. 北京：人民卫生出版社，1959.

[48] 李中梓. 医宗必读 [M]. 顾宏平，校注. 北京：中国中医药出版社，
1998.

[49] 李时珍. 濒湖脉学 [M]. 杨金萍，点校. 天津：天津科学技术出版社，
1999.

[50] 张介宾. 景岳全书 [M]. 夏之秋等，校注. 北京：中国中医药出版社，
1994.

[51] 张介宾. 景岳全书 [M]. 孙玉信，朱平生，主校. 上海：第二军医大
学出版社，2006.

[52] 张介宾. 类经 [M]. 郭洪耀，吴少祯，校注. 北京：中国中医药出版
社，1997.

[53] 江瓘. 名医类案正续编 [M]. 魏之琇，撰. 太原：山西科学技术出版
社，2013.

[54] 李时珍. 金陵本《本草纲目》新校正 [M]. 钱超尘，温长路，赵怀舟，
等，校. 上海：上海科学技术出版社，2008.

[55] 王肯堂. 证治准绳 [M]. 陈立行，点校. 北京：人民卫生出版社，
1993.

[56] 龚廷贤. 鲁府禁方 [M]. 张慧芳，伊广谦，点校，北京：中国中医药
出版社，1992.

[57] 吴本立 (道源). 女科切要 [M]. 余德友，点校 .2 版. 北京：中医古籍
出版社，1999.

[58] 张曜孙. 产孕集 [M]// 裘庆元. 珍本医书集成. 北京：中国中医药出
版社，2012.

[59] 曾懿. 女学篇 [M]// 曾懿集 (医学篇外三种). 徐洵，马宇，点校. 成
都：四川大学出版社，2017.

[60] 竹林寺僧人. 竹林女科证治 [M]// 竹林寺女科二种. 由昆，王勤. 陈

湘萍，等，点校.北京：中医古籍出版社，1993.

[61] 亟斋居士.达生编 [M]// 周仲瑛，于文明.中医古籍珍本集成·妇科卷·增广大生要旨、达生编.长沙：湖南科技出版社，2014.

[62] 张曜孙.产孕集 [M]// 裘庆元.珍本医书集成.上海：上海科学技术出版社，1986.

[63] 阎纯玺.胎产心法 [M].田代华，郭君双，点校 // 沈尧封.女科辑要.李广文，黄淑贞，李竹兰，点校.北京：人民卫生出版社，1988.

[64] 单南山.胎产指南 [M].张晋峰，杨威，李哲，等，注.北京：人民军医出版社，2012.

[65] 静光禅师.女科秘要 [M]// 裘庆元.珍本医书集成.北京：中国医药科技出版社，2016.

[66] 沈尧封.沈氏女科笺疏 [M]// 裘庆元.三三医书：第 3 册.北京：中国医药科技出版社，2016.

[67] 傅山.傅青主女科 [M].鲁兆麟，主校，图娅，点校.沈阳：辽宁科学技术出版社，1997.

[68] 萧壎.女科经纶 [M].姜典华，校注.北京：中国中医药出版社，2007.

[69] 吴宁澜.保婴易知录 [M].上海：上海科学技术出版社，2000.

[70] 陈正复.幼幼集成 [M].蔡景高，叶奕扬，点校.北京：人民卫生出版社，1988.

[71] 萧涣唐.医脉摘要 [M]// 裘庆元.三三医书：第 2 册，北京：中国医药科技出版社，2016.

[72] 周学海.读医随笔 [M].北京：中国中医药出版社，2007.

[73] 陈士铎.外经微言 [M]// 柳长华.陈士铎医学全书.北京：中国中医药出版社，2015.

[74] 王清任.医林改错 [M].李天德，张学文，点校.北京：人民卫生出版社，1991.

[75] 吴谦.医宗金鉴 [M].闫志安，何源等，校注.北京：中国中医药出

版社，1994.

[76] 林之瀚．四诊抉微 [M]．吴仁骧，点校．天津：天津科学技术出版社，2012.

[77] 陈梦雷．古今图书集成医部全录 [M]．点校本．北京：人民卫生出版社，1991.

[78] 罗国纲．中国古医籍整理丛书综合 03：罗氏会约医镜 [M]．王树鹏，姜钧文，朱辉，等，校注．北京：中国中医药出版社，2015.

[79] 王燕昌．王氏医存校注 [M]．程传浩，吴新科，校注．郑州：河南科学技术出版社，2014.

[80] 叶天士．景岳全书发挥 [M]．张丽娟，点校．北京：中国中医药出版社，2012.

[81] 无名氏．医方辨难大成 [M]．马茹人，王荣根，邓丽娟，标点．上海：上海中医药大学出版社，2006.

[82] 徐灵胎．医学源流论 [M]．刘洋，校注．北京：中国中医药出版社，2008.

[83] 心禅．一得集 [M]// 裘庆元．珍本医书集成：第 4 册．北京：中国中医药出版社，2012.

[84] 重庆堂随笔 [M]．楼羽刚，方春阳，点校．北京：中医古籍出版社，1987.

[85] 吴克潜．儿科要略 [M]// 陆拯．近代中医珍本集：儿科分册．杭州：浙江科学技术出版社，1993.

[86] 丹波康赖．医心方 [M]．高文柱，校注．北京：华夏出版社，2011.

[87] 丹波元胤．中国医籍考 [M]．北京：人民卫生出版社，1956.

[88] 医方类聚 [M]．校点本．浙江省中医研究院，湖州中医院，校．北京：人民卫生出版社，1982.

2. 史书

[1] 汉书选 [M]．顾廷龙，王煦华，选注．北京：中华书局，1962.

[2] 陈寿．三国志 [M]．裴松之，注．北京：中华书局，1959.

[3]　房玄龄等 . 晋书 [M]. 北京：中华书局，1974.

[4]　魏征等 . 隋书 [M]. 北京：中华书局，1974.

[5]　刘昫等 . 旧唐书 [M]. 北京：中华书局，1975.

[6]　欧阳修，宋祁 . 新唐书 [M]. 北京：中华书局，1975.

[7]　脱脱等 . 宋史 [M]. 北京：中华书局，1977.

[8]　张廷玉等 . 明史 [M]. 北京：中华书局，1974.

[9]　明实录 . 台湾历史语言研究所据北平图书馆（今中国国家图书馆）红格抄本微缩影印，1965.

[10]　谷应泰 . 明史纪事本末 [M]. 北京：商务印书馆，1934.

[11]　中国历史研究社 . 三朝野记 [M]. 上海：上海书店出版社，1982.

3. 其他史料

[1]　管子 [M]. 唐敬杲，选注 . 北京：商务印书馆，1926.

[2]　裘锡圭 . 长沙马王堆汉墓简帛集成 [M]. 北京：中华书局，2014.

[3]　毛亨 . 毛诗传笺 [M]. 郑玄，笺，陆德明，音义，孔祥军，点校 . 北京：中华书局，2018.

[4]　刘安 . 淮南子 [M]. 高诱，注 . 上海：上海古籍出版社，1989.

[5]　刘熙 . 释名 [M]. 南平：国民出版社，1985.

[6]　刘义庆 . 世说新语 [M]. 长沙：岳麓书社，2015.

[7]　周密 . 齐东野语 [M]. 黄益元，校点 . 上海：上海古籍出版社，2012.

[8]　程颢，程颐 . 二程集 [M]. 北京：中华书局，1981.

[9]　吴自牧 . 梦粱录 [M]. 杭州：浙江人民出版社，1980.

[10]　孟元老 . 东京梦华录 [M]. 谭慧，校 . 北京：中国画报出版社，2016.

[11]　四水潜夫 . 武林旧事 [M]. 杭州：浙江人民出版社，1984.

[12]　宋慈 . 洗冤集录 [M]. 贾静清，点校 . 上海：上海科学技术出版社，1981.

[13]　袁采 . 袁氏世范 [M]. 贺恒祯，杨柳，注释 . 天津：天津古籍出版社，1995.

[14]　陶宗仪 . 南村辍耕录 [M]. 李梦生，校点 . 上海：上海古籍出版社，

2012.

[15] 沈长卿.沈氏弋说 [M]// 四库禁毁书丛刊编纂委员会.四库禁毁书丛刊·子部:第 21 册.北京出版社据明万历四十三年刊本影印.北京:北京出版社,1997.

[16] 兰陵笑笑生.金瓶梅 [M].张道深,评.王汝梅,李昭恂,于凤树,校点.济南:齐鲁书社,1991.

[17] 冯梦龙.醒世恒言 [M].长沙:岳麓书社,2012.

[18] 凌濛初.初刻拍案惊奇 [M].北京:华夏出版社,2002.

[19] 李渔.怜香伴 [M].杜书瀛,校注.北京:中国社会科学出版社,2011.

[20] 李渔.肉蒲团 [M].日本宝永(1705)刊本.

[21] 陈铎.滑稽余韵 [M]// 谢伯阳.全明散曲:卷一.济南:齐鲁书社,1994.

[22] 葛天民,吴沛泉.明镜公案 [M].北京:中国戏剧出版社,2000.

[23] 沈榜.宛署杂记 [M].北京:北京出版社,1961.

[24] 李郑芳,总修,张葆森,总纂.邵武县志 [M].邵武:福建省邵武市地方志编纂委员会,1986.

[25] 道光重纂福建通志 [M]// 中国地方志集成,省志辑,福建.南京:凤凰出版社,2011.

[26] 丁丙.武林坊巷志 [M].杭州:浙江人民出版社,1987.

[27] 无名氏.金石缘 [M]// 孙再民.中国古典孤本小说宝库:第三十三卷.北京:中央民族大学出版社,2001.

[28] 福格.听雨丛谈 [M].香港:文海出版社,1973.

[29] 俞樾.右仙台馆笔记 [M].梁脩,校点.济南:齐鲁出版社,2004.

[30] 褚人获.坚瓠集二 [M].李梦生,校点.上海:上海古籍出版社,2012.

[31] 叶德辉.双梅景闇丛书 [M].光绪二十九年(1903)长沙叶氏郎园刊本.

[32] 梁章钜.称谓录 [M].李延沛,葛时毅,吕观仁,整理.哈尔滨:黑龙江人民出版社,1990.

[33] 蒲松龄 . 聊斋志异 [M]. 武汉：长江文艺出版社，2018.

[34] 李绿园 . 歧路灯 [M]. 北京：华夏出版社，1995.

[35] 西周生 . 醒世姻缘传 [M]. 北京：华夏出版社，1995.

[36] 杂譬喻经 [M]// 佛典譬喻经全集 . 王文元，注释，点校 . 重庆：重庆出版社，2009.

[37] 中川忠英 . 清俗纪闻 [M]. 东都书肆刻本 . 日本：东都书林堂，1799.

[38] 合信 . 全体新论 [M]. 陈修堂，译 . 刻印版 . 广州：惠爱医局，1851.

[39] 圣经 [M]. 上海：中国基督教三自爱国运动委员会，中国基督教协会，2006.

[40] 李国祥，杨昶 . 明实录类纂：妇女史料卷 [M]. 武汉：武汉出版社，1995.

[41] 张奇文 . 儿科医籍辑要 [M]. 济南：山东科学技术出版社，2015.

[42] 李鹏年，刘子扬，陈锵仪 . 清代六部成语词典 [M]. 天津：天津人民出版社，1990.

二、今人论著

1. 国内

[1] 赵世瑜 . 历史人类学的旨趣：一种实践的历史学 [M]. 北京：北京师范大学出版社，2020.

[2] 刘兴会，贺晶，漆洪波 . 助产 [M]. 北京：人民卫生出版社，2018.

[3] 范譞 . 消解与重构——西方社会理论中的身体概念 [M]. 北京：中国社会科学出版社，2018.

[4] 章立明 . 个人、社会与转变社会文化人类学视野 [M]. 北京：知识产权出版社，2016.

[5] 沈铿，马丁 . 妇产科学 [M]. 北京：人民卫生出版社，2015.

[6] 廖育群，傅芳，郑金生 . 中国科学技术史·医学卷 [M]. 北京：科学出版社，2015.

[7] 刘达临. 中国性文化史 [M]. 武汉：武汉大学出版社，2015.

[8] 陈东原. 中国妇女生活史 [M] 北京：商务印书馆，2015.

[9] 彭勇，潘岳. 明代宫廷女性史 [M]. 北京：故宫出版社，2015.

[10] 余和祥. 中国传统性风俗及其文化本质 [M]. 北京：商务印书馆，2014.

[11] 宋书功. 杏林漫录 [M]. 北京：中医古籍出版社，2014.

[12] 李志生. 中国古代妇女史研究入门 [M]. 北京：北京大学出版社，2014.

[13] 李济仁. 新安名医及学术源流考 [M]. 北京：中国医药科技出版社，2014.

[14] 樊友平，朱佳卿. 中医男科学史 [M]. 北京：中医古籍出版社，2013.

[15] 余新忠，杜丽红. 医疗、社会与文化读本 [M]. 北京：北京大学出版社，2013.

[16] 冯国超. 中国古代性学报告 [M]. 北京：华夏出版社，2013.

[17] 杨念群. 昨日之我与今日之我 [M]. 北京：北京师范大学出版社，2013.

[18] 李埏，李伯重，李伯杰. 走出书斋的史学 [M]. 杭州：浙江大学出版社，2012.

[19] 李贞德. 女人的中国医疗史：汉唐之间的健康照顾与性别 [M]. 台北：三民书局，2008.

[20] 王宁. 古代汉语 [M]. 北京：高等教育出版社，2012.

[21] 费振钟. 中国人的身体与疾病：医学的修辞及叙事 [M]. 上海：上海书店出版社，2009.

[22] 李零. 放虎归山 [M]. 增订版. 太原：山西人民出版社，2008.

[23] 闻一多. 伏羲考 [M]. 田兆元，导读. 上海：上海书店出版社，2006.

[24] 马大正. 马大正中医妇科医论医案集 [M]. 北京：中医古籍出版社，2006.

[25] 冯尔康. 中国社会史概论 [M]. 北京：高等教育出版社，2004.

[26] 梁其姿. 施善与教化：明清时期的慈善组织 [M]. 石家庄：河北教育

出版社，2001.

[27] 赵恩俭. 中医脉诊学 [M]. 天津：天津科学技术出版社，2001.

[28] 张志斌. 古代中医妇产科疾病史 [M]. 北京：中医古籍出版社，2000.

[29] 费康成. 中国的家法族规 [M]. 上海：上海社会科学院出版社，1998.

[30] 徐梓. 家训——父祖的叮咛 [M]. 北京：中央民族大学出版社，1996.

[31] 吴格言. 中国古代求子习俗 [M]. 石家庄：花山文艺出版社，1995.

[32] 熊秉真. 幼幼：传统中国的襁褓之道 [M]. 台北：联经出版事业公司，1995.

[33] 严世芸. 中国医籍通考（第三卷）[M]. 上海：上海中医学院出版社，1992.

[34] 马大正. 中国妇产科发展史 [M]. 太原：山西科学教育出版社，1991.

[35] 李良松，郭松涛. 中国传统文化与医学 [M]. 厦门：厦门大学出版社，1990.

[36] 沈秀明，蔡连香. 中医论母乳喂养 [M]. 北京：人民卫生出版社，1988.

[37] 王栻. 严复集 [M]. 北京：中华书局，1986.

[38] 吴熙. 中医妇科发展史 [M]. 福州：中华全国中医学会福建省分会，1984.

[39] 刘节. 历史论 [M]. 南京：正中书局，1984.

[40] 程士德. 素问注释汇粹 [M]. 北京：人民卫生出版社，1982.

[41] 李开先. 李开先集 [M]. 路工辑，校. 北京：中华书局，1959.

[42] 李建民. 督脉与中国早期养生实践 [M]. 北京：中华书局，2012.

[43] 李贞德，梁其姿. 妇女与社会 [M]. 北京：中国大百科全书出版社，2005.

2. 译著

[1] 帕斯卡尔·迪雷，佩吉·鲁塞尔. 身体及其社会学 [M]. 马锐，译. 天津：天津人民出版社，2017.

[2] 勒内·弗里德曼，亨利·阿特朗，雅克·热利，等．最美的生育史 [M]．彭玉娇，译．上海：上海书店出版社，2016.

[3] 米歇尔·福柯．乌托邦身体 [M]．尉光吉，译 // 福柯文选 I．北京：北京大学出版社，2016.

[4] 罗莎莉．儒学与女性 [M]．丁佳伟，曹秀娟，译．南京：江苏人民出版社，2015.

[5] 弗洛伊德．弗洛伊德谈自我意识 [M]．石磊，译．天津：天津社会科学院出版社，2014.

[6] 卢苇菁．矢志不渝：明清时期的贞女现象 [M]．秦立彦，译．南京：江苏人民出版社，2012.

[7] 克莱尔·汉森．怀孕文化史 [M]．章梅芳，译．北京：北京大学出版社，2010.

[8] 克里斯·希林．身体与社会理论 [M]．李康，译．北京：北京大学出版社，2010.

[9] 约翰·伯纳姆．什么是医学史 [M]．颜宜葳，译，张大庆，校．北京：北京大学出版社，2010.

[10] 栗山茂久．身体的语言——古希腊医学和中医之比较 [M]．陈信宏，张轩辞，译，张轩辞，译．上海：上海书店出版社，2009.

[11] 高彦颐．缠足——"金莲崇拜"盛极而衰的演变 [M]．苗延威，译．南京：江苏人民出版社，2009.

[12] W.H. 沃尔什．历史哲学导论 [M]．何兆武，张文杰，译．北京：北京大学出版社，2008.

[13] 高罗佩．中国古代房内考——中国古代的性与社会 [M]．李零，译．北京：商务印书馆，2007.

[14] 白馥兰．技术与性别：晚期帝制中国的权力经纬 [M]．江湄，邓京力，译．南京：江苏人民出版社，2006.

[15] 费侠莉．繁盛之阴：中国医学史中的性 (960–1665)[M]．甄橙，译，吴朝霞，校．南京：江苏人民出版社，2006.

[16] 夫马进.中国善会善堂史研究 [M].伍跃，杨文信，张学锋，译.北京：商务印书馆，2005.

[17] 高彦颐.闺塾师：明末清初江南的才女文化 [M].李志生，译.南京：江苏人民出版社，2005.

[18] 伊沛霞.内闱：宋代的婚姻和妇女生活 [M].胡志宏，译.南京：江苏人民出版社，2004.

[19] 米歇尔·福柯.临床医学的诞生 [M].刘北成，译.南京：译林出版社，2001.

[20] 莫里斯·梅洛–庞蒂.知觉现象学 [M].姜志辉，译.北京：商务印书馆，2001.

[21] 约翰·奥尼尔.身体形态：现代社会的五种身体 [M].张旭春，译.沈阳：春风文艺出版社，2000.

[22] 布莱恩·特纳.身体与社会 [M].马海良，赵国新，译.沈阳：春风文艺出版社，2000.

[23] 托马斯·拉克尔.身体与性属：从古希腊到弗洛伊德的性制作 [M].赵万鹏，译.沈阳：春风文艺出版社，1999.

[24] 尼采.苏鲁支语录 [M].徐梵澄，译.北京：商务印书馆，1997.

[25] 高罗佩.秘戏图考——附论汉代至清代的中国性生活（公元前二〇六年至公元一六四四年）[M].杨权，译.广州：广东人民出版社，1992.

[26] 弗里德里希·尼采.权力意志——重估一切价值的尝试 [M].张念东，凌素心，译.北京：商务印书馆，1991.

[27] 西蒙娜·德·波伏瓦.女人是什么 [M].王友琴，邱希淳等，译.北京：中国文联出版公司，1988.

[28] 詹·乔·弗雷泽.金枝 [M].徐育新，汪培基，张泽石，译.北京：中国民间文艺出版社，1987.

[29] J·勒高夫，P·诺拉，R·夏蒂埃，等.新史学 [M]// 梁其姿，译.台北《食货》复刊，1989，13(01–02).

三、论文

[1] 林思佳.西方多维度身体观的流变与身体史的反思[D].长春：东北师范大学，2018.

[2] 王超群.性别、身体与疾病：明代女性医疗问题研究[D].武汉：武汉大学，2017.

[3] 陈毓飞.身体、知识、叙事——《金瓶梅词话》研究[D].北京：北京外国语大学，2014.

[4] 佟欣.李渔同性恋作品研究[D].沈阳：辽宁大学，2013.

[5] 吴依方.男性想象中的女性性启蒙——以明清艳情文本为例[D].桃园：台湾大学，2012.

[6] 张昂霄.明清"三姑六婆"群体研究[D].长春：东北师范大学，2012.

[7] 许倪菁.明代溺女问题初探[D].桃园：台湾大学，2011.

[8] 曾繁花.晚清女性身体问题研究——基于若干报刊的考察[D].广州：暨南大学，2011.

[9] 林卓逸.性别因素与中医理论认知的拓展[D].北京：北京中医药大学，2010.

[10] 徐惠延.明代女性殉死行为之研究[D].桃园：台湾大学，2009.

[11] 袁卫玲.明代社会因素对妇产科学的影响[D].福州：福建中医学院，2005.

[12] 张富强，钟丽.妊娠脉诊及其意义[J].中医学报，2019，34(4)：710-713.

[13] 臧瑜，黄静，陈海英，等.第二产程不同分娩体位应用现状及效果的研究进展[J].中国护理管理，2019，19(6)：946-951.

[14] 查锦芬，宋华梅，毛巧玲.水中分娩对低风险产妇围产期妊娠结局的影响[J].中国妇产科临床杂志，2019，20(3)：249-250.

[15] 崔军锋，曹海燕.西医东渐视角下的近代中医妇产科与妇女医疗问

题 [J]. 中医药文化，2019，14(3)：27-39.

[16] 吕变庭 . 礼法合流与宋慈的法医学思想 [J]. 文史知识，2018(5)：10-15.

[17] 程郁 . 宋代乳母与妾的区别及联系 [J]. 上海师范大学学报 (哲学社会科学版)，2016，45(6)：133-145.

[18] 徐前进 . 法国身体史研究的起源与方法 [J]. 史学理论研究，2018(3)：96-108，159.

[19] 陈豆豆 . 明代宫廷月子房探析 [J]. 文史杂志，2017(4)：57-60.

[20] 张宇羚 . 医学史研究新视点——身体史取向探讨 [J]. 科技创新与生产力，2016(7)：36-39.

[21] 葛兆光 . 名实之间——有关"汉化"、"殖民"与"帝国"的争论 [J]. 复旦学报 (社会科学版)，2016，58(6)：1-11.

[22] 刘佳 . 一产多子：社会与医疗视野下的多胞胎诠释——以明代历史为中心 [J]. 中国社会历史评论，2015，16（上）：106-128，234-235.

[23] 廖宇 . 道教视野下乏嗣原因考 [J]. 兰台世界，2015(21)：80-82.

[24] 李海英，段逸山 . 中医学身体观研究述评 [J]. 中华医史杂志，2014，44(5)：309-315.

[25] 郑金生，(德) 文树德 . 谈民间旧抄本医书中的"打胎" [J]. 中国社会史评论，2013，14 (1)：41-50.

[26] 李志生 . 中国古代女性医护者的被边缘化 [J]. 华南师范大学学报 (社会科学版)，2012(6)：88-94.

[27] 苏全有，王海波 . 对近代中国身体史研究的回顾与反思 [J]. 洛阳理工学院学报 (社会科学版)，2011，26(5)：71-78.

[28] 陆溪 . 宋代女性身体史的国内研究回顾 [J]. 妇女研究论丛，2011(4)：92-97.

[29] 廖育群 . 不卑不亢读"洋书"，平心静气论得失——有关《繁盛之阴》及所见评论的综合讨论 [J]. 中国科技史杂志，2010，31(2)：215-223.

[30] 杨东方 . 消渴病的文化隐喻 [J]. 南京中医药大学学报 (社会科学版)，

2010，11(1)：11-15.

[31] 陈宝良.明代妇女的生育之职及其相关习俗 [J].社会科学辑刊，2008(6)：140-144.

[32] 章立明.中国身体研究及其人类学转向 [J].广西民族研究，2008(2)：46-55.

[33] 王珏.中国传统身体观与当代堕胎难题 [J].中外医学哲学，2007，5(2)：39-64.

[34] 侯杰，姜海龙.身体史研究刍议 [J].文史哲，2005(2)：5-10.

[35] 李震.福柯谱系学视野中的身体问题 [J].求是学刊，2005，32(2)：44-50.

[36] 郑金生.《古代中医妇产科疾病史》评介 [J].中华医史杂志，2004，34(1)：60-62.

[37] 余新忠.中国疾病、医疗史探索的过去、现实与可能 [J].历史研究，2003(4)：158-168.

[38] 张德英.稳婆 [J].文史知识，2003(3)：86-92.

[39] 余新忠.20世纪以来明清疾疫史研究述评 [J].中国史研究动态，2002(10)：15-23.

[40] 高世瑜.关于妇女史研究的几点思考 [J].历史研究，2002(6)：144-147.

[41] 定宜庄.妇女史与社会性别史研究的史料问题 [J].历史研究，2002(6)：152-154.

[42] 李伯重.问题与希望：有感于中国妇女史研究现状 [J].历史研究，2002(6)：154-157.

[43] 李小江.两种资源 双重困境 [J].历史研究，2002(6)：158-159.

[44] 张志斌.明代助产手法的进步及其评价 [J].中华医史杂志，1999，29(2)：79-81.

[45] 李贞德.从医疗史到身体文化史的研究——从"健与美的历史"研讨会谈起 [J].新史学，1999(4)：127.

[46] 费侠莉.再现与感知——身体史研究的两种取向 [J].新史学，1999，

10(4)：129-144.

[47] 李琳.庞安时针刺治疗难产案考辨 [J]. 中华医史杂志，1998，3(3)：135.

[48] 王立.《景岳全书》房中论述评析 [J]. 江西中医药，1998，29(2)：45-47.

[49] 靳士英.疾病史研究 60 年 [J]. 中华医史杂志，1996(3)：152-161.

[50] 杜正胜.作为社会史的医疗史——并介绍"疾病、医疗与文化"研讨小组的成果 [J]. 新史学，1995，6(1)：113-153.

[51] 全汉昇.清末西洋医学传入时国人所持的态度 [J]. 食货，1936，3(12)：43-53.

[52] 萧轶."海外中国研究丛书"：30 年来，学术界少有人不受它影响 [N/OL]. 新京报书评周刊，(2018-10-27)［2022-06-08］.https://mp.weixin.qq.com/s/060fPd0KBkzHRxH6rrdicQ.

[53] 沈澍农.古医案研究慎用数据统计 [N]. 中国中医药报，2015-09-03(003).

后　记

　　透过"生育"，还原并重构隐匿于史料深处的女性身体的历史，是本书的旨趣所在。女性身体的历史是否可知，关系到史料的问题。本书采用典籍分析的方法，依赖的原始材料大体上是以妇产科、幼科为主的医学典籍、史书、房中书、医案医话、日用类书及笔记小说等。妇产科医书部分，通过马大正《中国妇产科发展史》、张志斌《古代中医妇产科疾病史》及一些目录书的指引不难获得，另一些资料则比较分散。求子一章，包含许多房中书和古代民俗的内容；稳婆，分娩的参与者，她们的身影在史书、笔记、世情小说时常闪现；哺乳的内容并不完全归属妇产科范畴而是较多出现在儿科著作中，只因在分娩完成后，女性的身体就不再是照护的主体，育婴成为首要。讨论乳母，还涉及社会救济。大数据时代，搜集各方资料汇集在一起，在技术上已不是问题。真正的问题是历史的图像会因此更清晰还是更混乱。上述问题有些未受学界关注，有些问题、材料虽然是前人讨论过和使用过的，但因视角的转化故可重新论证。

就女性本身来说，从求子到怀胎，从分娩到哺乳是一个连续而完整的过程。但本书没有将所有可能遇到的问题平均着力，相反，有些中医学界较为关注的话题被省略了，如药物或针灸治疗不孕不育的作用规律，有些细节则被放大了，如现代学者讳莫如深的房中之道、哺乳之道。因此，本书并不是以服务临床为目标的医学成就史，也不是封闭式的产科文献研究或专科史。笔者试图呈现出古代医学对于女性身体的认识和实践，从历史出发关照现实，却并不排除它可能带给临床医生与专科史研究者些许启发。然而更希望的是和读者们一起拨开历史的尘埃，阅读人类的过去也正是阅读我们自己。

2017 年 6 月，韦力先生在北京爱琴海单向书店举行读者见面会，聊他的新书《琼琚集》。这是一部个人藏书史，讲述韦先生与多位文人朋友赠书谈书的小故事。韦先生说，从动笔到出版，书里的三位友人相继故去，本是一些随手记录，而今已成绝响。2020 年元月，我得知初中语文老师过世的消息，悲痛恍惚了许久，也想写点什么。他教我时才 26 岁，离世也不过 39 岁，直到上一个暑假，我们还见了面，他十分关心我的学业，我则带了张大春的《文章自在》送他。一回身转瞬之间，便迢递于千里之外，终身不得复睹。细想起来，金玉老师的人生实在太短暂、太平凡了，可是他留在我作文本上的每一句批语、课堂上每一个赞许的眼神，都是激励我日后探索文学与史学奥秘的动力。写下这段文字，除了追忆，更想让我的读者看到，世上曾经有过这样一个人，精神之光的传递正如民族的繁衍，生生不息。

这部书的底稿原是我的硕士学位论文，在本次出版时做了补充和修改。感谢导师王育林教授的指点和鼓励。高中时读《唐宋词鉴赏辞典》，里面就有王先生与周笃文先生合作的赏析文章，本科二年级我又选修了先生的"国学经典导读"课程，得以当面对话。硕士入学后，先生提及身体史是一个可探索的领域，启发了我的论文选题。

笔者的祖母生于 1941 年冬天，助产者正是她自己的祖母。这位生于 19 世纪末的伟大母亲不仅为她的儿媳接生了七个孩子，还奔走于附近的村落之间，为乡邻产妇助产，正文所引清代小说《歧路灯》"宋禄套上车去接稳婆去，双庆儿打着小灯笼跟着"的场景在她的生命中上演了太多遍。高祖母接生的婴儿无一伤亡，在当地传为美谈。1950 年前后，她与众多稳婆一起，接受了卫生部门的培训，成为新中国的助产士。稳婆的技艺在家族中以"母女"或"婆媳"方式代代相传，这种经验的积累，加之市场经济的背景，使得稳婆成为谋生的职业。在技术与性别的话语权上，稳婆自然是弱者，但家族故事与历史记载互相参照，却促使笔者反思将这一古老职业进行再评价的必要与可能。

要完成论文，读书自然是分内的事，无论这些典籍、论著、论文是否被列入本书参考文献，我都要感谢它们曾带给我的作为读者的幸福。很多作品和它们的创造者尚未盖棺定论，蕴藏着无限多的解读可能。而在从读者到研究者的角色转变中，我亦得到了许多师友的帮助。张瑞贤、余新忠、马燕冬、杨东方、赵京生和周立群等几位老师，他们在会上与会后的指导令我受益匪浅。本校医古文教研室宁静、杨明明两位老师、方剂教研室杨桢老师、东方医院针灸科郑入文老师，分别在训诂学、方药与临床医学、针灸学方面给了我专业的帮助，一并致谢。我的三位室友，李婕、彭立娉、蒿杰这些美丽的女孩儿，为我的生活带来许多欢乐和温暖，临别之际祝愿你们前程似锦。每当面临人生的重大选择，我的母亲孔繁红女士、父亲黄振刚先生都会极力支持我，鼓励我以学术为志业，不必顾虑其他，愿我的成绩能够让父母欣慰。支持我继续深造的还有爷爷奶奶，爷爷总是关心我的论文发表情况，奶奶在看到书中的"分娩与稳婆"时，兴致勃勃地为我讲述了家族女性的助产故事，使我了解到高祖母作为稳婆曾经如此受人尊敬。

最后，感谢信息时代的馈赠，那些云集了诸多师友的微信群："医史文献硕博联盟""明清史硕博交流群""南薰堂"等，它们的存在使问题讨论和资源共享触手可及，天涯若比邻；以及"社科学术圈""宋史研究资讯""明清史研究"等微信公众平台的文章作者及幕后工作者们，捕捉传递着学术前沿与学术经典，拓宽了我的视野；还有，活跃在新浪微博的 @ 赓哲、@ 第八个不是铜像、@ 书 – 会 – 儿、@XinDeyong、@ 城与年、@ 止庵、@ 徐凤文、@ 医者言等学者作家，他们勤勉、专注、独立、自由，永远具有共情与痛苦的能力。不经意间的只言片语，亦是弥足珍贵。